零基础学针灸

杨圆圆 ◎ 主编

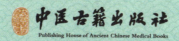

图书在版编目（CIP）数据

零基础学针灸 / 杨圆圆主编. -- 北京：中医古籍出版社，2023.10
　ISBN 978-7-5152-2728-3

　Ⅰ.①零… Ⅱ.①杨… Ⅲ.①针灸疗法－基本知识 Ⅳ.①R245

中国国家版本馆 CIP 数据核字 (2023) 第 154290 号

零基础学针灸
杨圆圆　主编

策划编辑	姚　强	
责任编辑	吴　迪	
封面设计	韩海静	
出版发行	中医古籍出版社	
社　　址	北京市东城区东直门内南小街 16 号（100700）	
电　　话	010-64089446（总编室）010-64002949（发行部）	
网　　址	www.zhongyiguji.com.cn	
印　　刷	德富泰（唐山）印务有限公司	
开　　本	710mm×1000mm　1/16	
印　　张	17.5	
字　　数	231 千字	
版　　次	2023 年 10 月第 1 版　2023 年 10 月第 1 次印刷	
书　　号	ISBN 978-7-5152-2728-3	
定　　价	59.00 元	

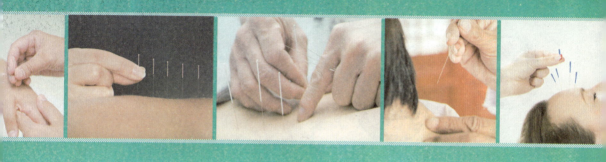

编委会

主 编

杨圆圆（北京中医药大学东直门医院　主治医师　医学博士　博士后）

副主编

闫禹竹（黑龙江中医药大学附属第一医院　主治医师　医学博士）

编 委

赵子珺（北京中医药大学东直门医院　主治医师　医学博士）

王　迪（黑龙江中医药大学附属第二医院　主治医师　医学博士）

袁静雪（北京中医药大学东直门医院　医师　医学博士）

李港硕（黑龙江中医药大学附属第二医院　医师　医学硕士）

霍洪波（中医全科高级理疗师）

王慧超（资深图书编辑）

本书绘图：

张紫妞（北京中医药大学东直门医院　医师　医学硕士）

董飔威（北京中医药大学东直门医院　医师　医学硕士）

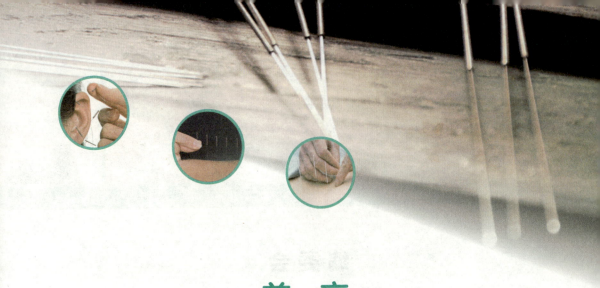

前　言

　　随着现代社会文明的快速发展，人们生活和工作的节奏也在不断地加快，随之而来的就是工作和生活的紧张压力让我们随时处于亚健康状态，诸如腰酸背痛、耳鸣眼花、眩晕头痛等症状也给我们的生活带来了极大的影响。

　　在医院检查无果的情况下，人们开始从传统医学方面寻求调理身体、改善身心的方法，以期从重视养生的角度改善身体的各种不适症状。

　　毫无疑问，作为中华民族的瑰宝和中国传统文化的重要组成部分，中医在人类繁衍传承的过程中一直扮演着重要的角色，其中针灸也成了历代医家治病救人的一项必备技能。关于这一点，从历代医家总结编撰的《内经》《难经》《针灸甲乙经》《类经》《针灸大成》等医学典籍对针灸治病理论、效果、手法等的阐述就可窥知一二。

　　针灸作为中医传统治疗方法中的重要手段，是以中医经络学说为基础的，自古以来广泛应用于临床各科疾病的治疗。现代科学研究也在很多方面证实了针灸具有良好的临床疗效。

　　众所周知，针灸指的是针法和灸法。其中，针法是将针具按照一定的角度刺入患者体内，运用捻转、提插等针刺手法对人体特定部位进行刺激从而达到治疗疾病的目的；灸法则是以预制的灸炷或艾叶在体表相应的穴位上烧灼、熏熨，利用热的刺激来预防和治疗疾病。我们通常使用的是艾草，所以也称为艾灸，当然，还有隔药灸、柳条灸、灯芯灸、桑枝灸等常见方法。《素问·病能论》："有病颈痈者，或石治之，或针灸治之而皆已。"

其实，无论是针法还是灸法，其本质都是在经络学的指导下进行的。经和络是两个不同的部分，经脉是纵行的干线，络脉是横出的细枝，经脉和络脉就是经络的主体，是贯穿人体，连接躯干、脏腑的重要所在。《灵枢·经脉》中提到"经脉者，所以能决生死，处百病，调虚实，不可不通"，特别强调了经络在治病中的重要作用。同时，从另一个层面表明，只有在充分了解经络学说的前提下，才可在针灸治病的道路上有所建树。

为了使读者朋友能够快速了解和掌握针灸的原理、手法、器具、注意事项等基础知识，我们特地编写了这本《零基础学针灸》。

本书围绕针灸展开论述，通过对针灸与经络的关系、针灸的基础知识、灸法的基础知识以及针灸防治常见基础病的基本手法等四个方面进行系统地描述，试图用通俗易懂的方法，提升中医爱好者对针灸这一治病手法在理论与实践方面的认知。

本书成书的目的是让大家了解一种操作简便、效果实用的防病、治病的方法，对博大精深的中医文化有所理解和传承。

目 录

第一章 针灸与经络的概论

第一节　针灸与经络的关系 / 2
第二节　手太阴肺经 / 3
第三节　手厥阴心包经 / 9
第四节　手少阴心经 / 15
第五节　手阳明大肠经 / 20
第六节　手少阳三焦经 / 29
第七节　手太阳小肠经 / 40
第八节　足阳明胃经 / 49
第九节　足少阳胆经 / 70
第十节　足太阳膀胱经 / 90
第十一节　足太阴脾经 / 120
第十二节　足厥阴肝经 / 131
第十三节　足少阴肾经 / 138
第十四节　任脉穴 / 151
第十五节　督脉穴 / 162
第十六节　经外奇穴 / 174

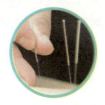
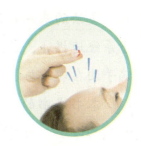
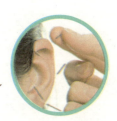

第二章 针灸的基础知识及手法

第一节　针灸的治病机制 / 190
第二节　针刺的角度与深度 / 191

第三节 得气 / 196
第四节 行气 / 200
第五节 常用针刺的补泻手法 / 204

第三章 灸法基础知识

第一节 常见的艾灸方法 / 208
第二节 艾灸前的准备 / 211
第三节 施灸的操作方法 / 213

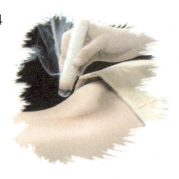

第四章 针灸防治常见病

第一节 内科病症的针灸治疗 / 218
第二节 外科病症的针灸治疗 / 229
第三节 五官疾病的针灸治疗 / 243
第四节 女性疾病的针灸治疗 / 254
第五节 男性疾病的针灸治疗 / 260
第六节 骨伤病症的针灸治疗 / 263

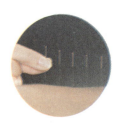

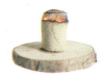

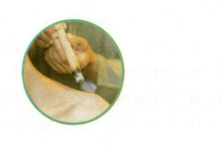

第一章
针灸与经络的概论

针灸学具有非常悠久的历史，作为历史文化传承的一部分，针灸学在漫长的历史演变中扮演着重要的角色。要想了解针灸的治病原理与方法，就要了解人体全身经络的分布与运行。

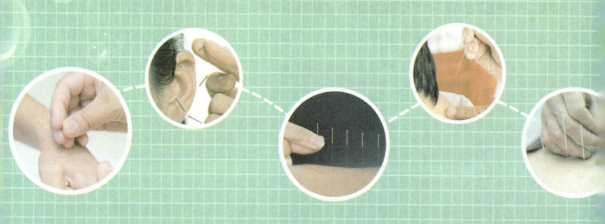

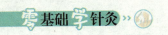

第一节　针灸与经络的关系

经络学说是中医基础理论的重要组成部分，数千年来，在中医各科的临床实践中一直起着非常重要的指导作用。《灵枢·经别》中说："夫十二经脉者，人之所以生，病之所以成，人之所以治，病之所以起，学之所始，工之所止也，粗之所易，上之所难也。"虽然经络学与中医各科都有非常密切的关系，但究其起源，经络学与针灸的关系更为密切，因为，经络学的形成是在腧穴定位、定性的基础上发展而来的。

腧穴是人体脏腑经络之气输注于体表的部位，是针灸治疗疾病的刺激点与反应点。腧与"输"通，有转输、输注的含义；"穴"即孔隙。所以，腧穴的本义是指人体脏腑经络之气转输或输注于体表的肌肉腠理和骨节交会的特定的孔隙。最初人们用砭石割刺痈疽肿疡，排脓放血，解除病痛。后来，逐渐发现有显著痛感和压痛处，砭刺效果更好，这就是"以痛为腧""按之快然"的规律。经过反复实践，用针刺或艾灸刺激体表的某些部位，对相应的某些疾病和症状具有非常好的治疗作用，日积月累，人们逐渐发现了某些部位和某些病症具有相关性的规律，而同类主治性能的腧穴，又往往排列在同一条感觉传导线上。因此，结合内脏和腧穴在病理反应和治疗作用上的相互关系，归纳出同类主治性能的腧穴。

从朴素的感性无定位阶段到定位命名阶段（如以《黄帝内经》等为代表，确定这些部位的取法和治疗作用，并加以命名，称之为腧穴），再到系统分类阶段（如以《针灸甲乙经》《铜人腧穴针灸图经》为代表,将经络、部位、穴位逐渐结合起来研究,成为系统分类的基础),最后形成了完整的理论体系,并为经络学说奠定了基础。由此可见,经络学说用于指导临床实践,以针灸为较早,其后随着中医学理论的发展,才广泛地被应用到各科中。据此,经络学说从孕育、诞生到发展,皆与针灸息息相关。简言之,只有了解经络腧穴的定位、取穴等知识,才能学好针灸。

第二节　手太阴肺经

手太阴肺经简称肺经,是人体十二正经中的一条经络,其循行路线联络中焦脾胃,下焦的大肠,经过前胸,沿着上肢内侧前缘,到达大拇指之端,该经一侧11穴,左右两侧共22穴,据《针灸甲乙经》《医宗金鉴》等书载,分别为中府穴、云门、天府、侠白、尺泽、孔最、列缺、经渠、太渊、鱼际、少商。《医学入门》记载歌诀曰:"手太阴肺十一穴,中府云门天府诀,侠白尺泽孔最存,列缺经渠太渊涉,鱼际少商如韭叶。"本经腧穴主治咳、喘、咯血、咽喉痛等肺系疾患以及经脉循行部位的其他病证。脏腑病:咳喘,上气,烦心,肺胀满,小便数而欠。经脉病:胸满,缺盆痛,臑臂内前廉痛厥,掌中热。

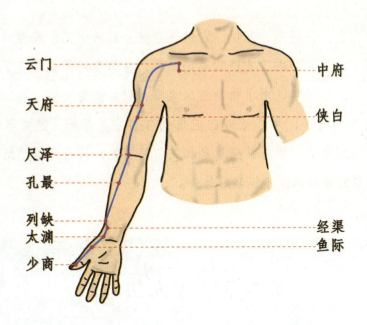

1.中府穴

中府是手太阴肺经穴名,出自《素问·离合真邪论》,又名膺中俞、膺俞、膺中外俞。中,与外相对,内部也。府,脏腑也。穴名意指本穴的气血物质来自脏腑。本穴为肺经首穴,气血物质来自由胸腹包膜包裹的各个脏器。所以中府穴最能够反映肺部的健康状况,同时也是调理各种肺部病症的重要穴位之一。

【位置】在胸部,横平第1肋间隙,锁骨下窝外侧,前正中线旁开6寸。

【解剖】浅层有头静脉经过和锁骨上神经中间支、第1肋间神经外侧皮支分布;深层有胸前神经内侧支和外侧支、胸肩峰动脉和胸外侧动脉分布。

【主治】咳嗽、气喘、肺胀满、胸痛、肩背痛。现代常用于治疗气管炎、支气管哮喘、肺炎等。

【操作】向外斜刺或平刺0.5～0.8寸,不可向内深刺,以免伤及肺脏。

2.云门穴

经穴名,出自《素问·水热穴论》,属手太阴肺经,是气体交换的门户，排出体内浊气，让气机通畅，宣通肺气，宽胸理气。

【位置】在胸部，肩胛骨喙突内缘，锁骨下窝凹陷处，距前正中线6寸。

【解剖】皮肤、皮下组织、三角肌、喙锁韧带，穴区浅层有锁骨上神经中间支和第1肋间神经外侧皮支分布，深层有腋神经肌支和胸肩峰动脉分布。

【主治】咳嗽、气喘、胸痛、肩背痛、胸中烦痛、肩关节内侧痛。现代常用于治疗气管炎、支气管哮喘、肋间神经痛、局部软组织疾患等。

【操作】向外斜刺0.5～1寸，不可向内侧肋间隙方向深刺，以免损伤肺脏。《针灸甲乙经》，"刺太深，令人逆息，不能食"。

3.天府穴

经穴名，出自《灵枢·本输》，属手太阴肺经。天，指人体上部；府，聚结。《黄帝内经·素问·三部九候论》中说："天以候肺。"肺为五脏之华盖，为肺气聚结之所，故名"天府"。

【位置】在臂前区，肱二头肌桡侧缘处，腋前纹头下3寸处。

【解剖】皮肤、皮下组织、肱二头肌长头，穴区浅层有头静脉经过和臂外侧皮神经分布，深层有肱动脉和肱静脉的分支及肌皮神经。

【主治】咳嗽、气喘、胸闷、多睡恍惚、善忘、悲泣、乱语、鼻衄、吐血、目红肿、头眩目瞑、瘿气、疟疾、身肿、身重嗜睡、紫白癜风、上臂内侧痛等。现常用于治疗支气管炎、上臂痛。

【操作】直刺0.5～1寸，局部酸胀，针感可向肩部或肘部放散。

4.侠白穴

经穴名，出自《针灸甲乙经》，属手太阴肺经。侠与夹通，白，肺色也。取穴时，两手下垂，夹胸肺之旁，于上臂内侧天府下1寸处是穴，故名侠白。

【位置】正坐或仰卧垂臂取穴。侠白穴位于人体的臂前区，肱二头肌桡侧缘，腋前纹头下4寸，或肘横纹上5寸处。

【解剖】肱二头肌外侧沟中;有头静脉及桡动、静脉分支;分布有臂外侧皮神经及肌皮神经。

【主治】咳嗽气喘、气少气短、哮喘、咳逆上气、肺炎、干呕、烦满心痛、胸满、神经性心悸、上臂内侧痛、紫白癜风、鼻出血、赤白汗斑等。现代常用于治疗气管炎、胃疼、恶心、心动过速、胸痛等。

【操作】直刺0.5～1寸,局部有酸胀感,似触电样感传至胸前,或向前臂部放散。

5.尺泽穴

出自《灵枢·本输》,别名鬼受、鬼堂。为手太阴肺经的合(水)穴。尺,"尸"(人)与"乙"(曲肘之形象)的合字,指前臂部。泽,浅水低凹处,因其位置特点而名。《黄帝内经明堂》杨上善注:"泽,谓陂泽,水钟处也。尺,谓从此向□有尺也。尺之中脉注此处,留动而下,与水义同,故名尺泽。"

【位置】位于肘横纹中,肱二头肌腱桡侧凹陷处。

【解剖】在肘关节,肘二头肌腱之外方,肱桡肌起始部,有桡侧返动、静脉分支及头静脉,浅层布有前臂外侧皮神经,直下为桡神经。

【主治】咳嗽、气喘、咳血、潮热、胸部胀满、咽喉肿痛、小儿惊风、吐泻、肘臂挛痛。

【操作】直刺0.8～1.2寸,或点刺出血,针感酸麻胀向前臂桡侧及拇指放散。

6.孔最穴

经穴名,出自《针灸甲乙经》,属手太阴肺经,手太阴之郄穴。孔,孔隙也;最,多也。本穴为肺经之穴,肺之时序应秋,其性燥,肺经所过之处其土(肌肉)亦燥(肺经之地为西方之地),尺泽穴流来的地部经水大部分渗透漏入脾土之中,脾土在承运地部的经水时如过筛一般,故名孔最。

【位置】在前臂掌面桡侧，尺泽与太渊的连线上，腕横纹上7寸处。

【解剖】有肱桡肌，在旋前圆肌上端之外缘，桡侧腕长、短伸肌的内缘；有头静脉、桡动、静脉；布有前臂外侧皮神经，桡神经浅支。

【主治】咳嗽、气喘、咯血、胸痛、咽喉肿痛、失音、热病无汗、头痛、痔疮、肘臂挛痛等病症。

【操作】直刺0.5～1寸，局部酸胀沉重，有针感向前臂放散。针刺时避开桡动、静脉，防止刺破血管，引起出血。

7.列缺穴

列缺，出自《灵枢·经脉》，又叫童玄、腕劳，为手太阴肺经之络穴，也是八脉交会穴（通于任脉）。《四总穴歌》言"头项寻列缺"。因手太阴肺经与手阳明大肠经相为表里，手阳明大肠经从手走头，上于颈项。列缺是肺之络穴，联络表里两经，故可以治疗头颈部病症。

【位置】在前臂桡侧缘，桡骨茎突上方，腕横纹上1.5寸，当肱桡肌、拇长展肌腱与拇短伸肌腱之间；或者以左右两手虎口交叉，一手食指按在另一手的桡骨茎突上，当食指尖到达至凹陷处取穴。

【解剖】在肱桡肌、拇长展肌腱与拇短伸肌腱之间，桡侧腕长伸肌腱内侧；有头静脉，桡动、静脉分支；布有前臂外侧皮神经和桡神经浅支的混合支。

【主治】伤风外感、咳嗽、气喘、咽喉肿痛、头痛项强、口眼歪斜、齿痛、遗尿、小便热、尿血、阴茎痛、掌中热、上肢不遂、手腕无力或疼痛。

【操作】向上斜刺0.3～0.5寸，局部酸胀、沉重，或向肘、肩部放散。

8.经渠穴

属于手太阴肺经穴，出自《灵枢·本输》。经渠，经过、路径的意思；渠，指水流的道路。经渠穴，顾名思义，就是"肺经的经水流过的渠道"，故名"经渠穴"，它是呼吸畅通的法宝，适用于各种呼吸系统疾病。

【位置】人体前臂掌面桡侧，桡骨茎突与桡动脉之间凹陷处，腕横纹上1寸。

【解剖】桡侧腕屈肌腱外侧，有旋前方肌，布有前臂外侧皮神经和桡神经浅支和桡动、静脉。

【主治】咳嗽气喘、胸闷胸痛、咽喉肿痛、手腕痛、掌中热、落枕。

【操作】直刺0.3～0.5寸，局部酸胀，针刺时应避开桡动脉进针。

9.太渊穴

经穴名，出自《灵枢·本输》，别名鬼心、太泉、大泉、天泉、大渊，属手太阴肺经。太，大也；渊，深也。此穴为肺经原穴，八会之一脉会。言其脉气所大会，博大而深，故名太渊。它是肺脏原气留止之处，具有补益肺气、宣肺化痰、止咳平喘之功。

【位置】位于腕前区，桡骨茎突与舟状骨之间，拇长展肌腱尺侧凹陷中。当掌后第1横纹上，用手摸有脉搏跳动处的桡侧凹陷中即是本穴。

【解剖】桡侧腕屈肌腱的外侧，拇长展肌腱内侧，有桡动、静脉，布有前臂外侧皮神经和桡神经浅支混合支。

【主治】咳嗽、气喘、咳血、胸痛、咽喉肿痛、腕臂痛、无脉症。现代常用于治疗肺气肿、支气管炎、百日咳、流行性感冒、哮喘、肺结核、肋间神经痛、结膜炎、角膜炎、失眠、聋哑、经闭、桡腕关节及周围软组织疾患及膈肌痉挛等。

【操作】避开桡动脉，直刺0.3～0.5寸。

10.鱼际穴

经穴名，出自《灵枢·本输》，属手太阴肺经。际，边际。因此穴在拇短展肌，拇指对掌肌之边缘，此处肌肉丰隆，形如鱼腹，又是赤白肉际相会之处，所以称之为鱼际。

【位置】在手拇指本节（第1掌指关节）后凹陷处，约当第1掌骨中点桡侧，赤白肉际处。

【解剖】有拇短展肌和拇指对掌肌，血管有拇指静脉回流支，布有前臂外侧皮神经和桡神经浅支混合支。

【主治】失音、咽喉肿痛、咳嗽、咳血、发热、支气管炎、头痛、眩晕、胃出血、汗不出、风寒等。

【操作】直刺0.5～0.8寸，局部胀痛，或用三棱针点刺出血或挑治。

11.少商穴

手太阴肺经腧穴的末穴，出自《灵枢·本输》，别名鬼信，是肺经的最后一个穴位，是肺经的经气传入大肠经的起始处，肺经的经气从胸腔走到这里的时候，已呈微弱之势，所以称为少商。

【位置】在手拇指末节桡侧，距指甲角0.1寸。

【解剖】有指掌固有动、静脉所形成的动、静脉网；布有前臂外侧皮神经和桡神经浅支混合支，正中神经的指掌侧固有神经的末梢神经网。

【主治】咽喉肿痛、咳嗽、鼻衄、发热、昏迷、癫狂。现代常用于治疗肺炎、扁桃体炎、中风、昏迷、精神分裂症等。

【操作】浅刺0.1寸，或点刺出血。

第三节　手厥阴心包经

手厥阴心包经在胸中与足少阴肾经衔接，联系心、耳两处脏腑器官，属心包，络于上、中、下三焦。其分支从胸中分出，出胁部当腋下3寸处天池穴，向上至腋窝下，沿上肢内侧中线入肘，过腕部，入掌中，沿中指桡侧至末端中冲穴。另一分支从掌中分出，沿无名指尺侧端行，经气于关冲与手少阳三焦经相接。本经腧穴为天池、天泉、曲泽、郄门、间使、内关、大陵、劳官、中冲等，共9穴，左右合18穴。

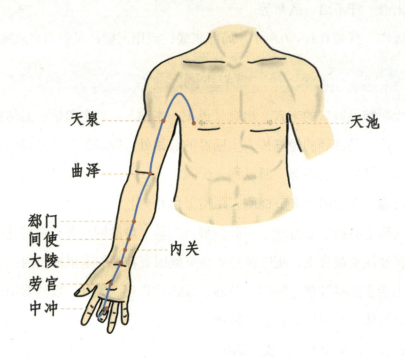

1.天池穴

出自《灵枢·本输》，别名天会，属手厥阴心包经、足少阳胆经之会。天，天部也。池，储液之池也。天池名意指心包外输的高温水气在此冷凝为地部经水。本穴位于乳头外侧，而乳头为人体体表的高地势处，亦使本穴也位于高地势处，即天部，穴内物质又为心包经募穴膻中穴传来的高温水气，至本穴后散热冷降为地部经水，本穴气血既处高位又为经水，故名天池。

【位置】位于人体胸部，当第4肋间隙，乳头外1寸，前正中线旁开5寸。

【解剖】在胸大肌外下部，胸小肌下部起端，深层为第4肋间内、外肌；有胸腹壁静脉，胸外侧动、静脉分支；布有胸前神经肌支及第4肋间神经。

【主治】头痛、四肢不举、下腋肿、咳嗽、气喘、呕吐、胸闷、胁肋胀痛、乳痈、乳汁分泌不足、肋间神经痛、瘰疬等。现代常用于治疗心绞痛、心肌炎、乳腺炎、乳汁分泌不足、肋间神经痛。

【操作】天池穴，斜刺或平刺0.5～0.8寸。

2.天泉穴

手厥阴心包经的常用腧穴之一，出自《针灸甲乙经》，别名天温、天湿。天，指上部；泉，水涌出处。穴居上臂，上接天池，脉气下行浅出如泉，故名天泉。

【位置】位于人体的臂前区，当腋前纹头下2寸，肱二头肌的长、短头之间。

【解剖】在肱二头肌的长短头之间；有肱动、静脉肌支；为臂内侧皮神经及肌皮神经分布处。

【主治】心痛、胸胁胀满、咳嗽、胸背及上臂内侧痛。

【操作】直刺0.5～0.8寸。

3.曲泽穴

经穴名，出自《灵枢·本输》，属手厥阴心包经。曲，隐秘也；泽，沼泽也。曲泽名意为心包经气血在此汇合。

【位置】在肘横纹中，当肱二头肌腱的尺侧缘。《灵枢·本输》："肘内廉下陷者之中也，屈而得之。"

【解剖】在肱二肌腱的尺侧，深层有旋前圆肌，肱肌；布有肘正中静脉、贵要静脉，肱动、静脉，尺侧返动、静脉的掌侧支与尺侧下副动、静脉前支构成的动、静脉网；布有前臂内侧皮神经正中神经的本干。

【主治】中暑、胃痛、呕吐、心悸、心痛、热病烦躁、臂痛等，现代常用于治疗急性胃肠炎、中暑等。

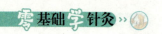

【操作】直刺1~1.5寸,局部酸胀,可向臂部或肘部放散。

4.郄门穴

手厥阴心包经的郄穴,出自《针灸甲乙经》。郄通隙,门即门户,此穴处于尺、桡二骨间隙,两侧如门,故名郄门。

【位置】位于人体前臂掌侧,曲泽与大陵的连线上,腕横纹上5寸。

【解剖】在桡侧腕屈肌腱与掌长肌腱之间,有指浅屈肌,深部为指深屈肌;有前臂正中动、静脉,深部为前臂掌侧骨间动、静脉;布有前臂内侧皮神经,其下为正中神经,深层有前臂掌侧骨间神经。

【主治】胸痛、胸膜炎、痫症、神经衰弱、乳腺炎、心悸、心动过速、心绞痛等病症。

【操作】直刺0.5~1寸。

5.间使穴

出自《灵枢·本输》,别名鬼路、鬼营。间,空隙,又有相间即相伴之意;使,使令、治事,《黄帝内经·素问》:"心包为臣使之官。"此穴属手厥阴心包经,位于两筋之间隙,故名间使。

【位置】位于前臂前区,腕掌侧远端横纹上3寸,掌长肌腱与桡侧腕屈肌腱之间。

【解剖】在桡侧腕屈肌腱与掌长肌腱之间,有指浅屈肌,深部为指深屈肌;有前臂正中动、静脉,深层为前臂掌侧骨间动、静脉;布有前臂内侧皮神经、前臂外侧皮神经,其下为正中神经掌皮支,最深层为前臂掌侧骨间神经。

【主治】心痛、心悸、胃痛、呕吐、热病、烦躁、疟疾、癫狂、痫证、腋肿、肘挛、臂痛。

【操作】直刺0.5~1寸,深刺可透支沟穴,局部酸胀,针感向指端放散。

6. 内关穴

手厥阴心包经的络穴，八脉交会穴一，通于阴维脉，出自《灵枢·经脉》，别名阴维。内，与外对言，有入、中之义，指胸膈之内及前臂之内侧；关，关格，有关联、联络之义，此穴在前臂内侧要处，犹如关隘，故名内关。

【位置】在前臂掌侧，当曲泽与大陵的连线上，腕横纹上2寸，掌长肌腱与桡侧腕屈肌腱之间。

【解剖】在掌长肌腱与桡侧腕屈肌腱之间，有指浅屈肌，深层为指深屈肌；有前臂正中动、静脉，深层为前臂掌侧骨间动、静脉；布有前臂内、外侧皮神经，下为正中神经掌皮支，最深层为前臂掌侧骨间神经。

【主治】心痛、心悸、胸痛、胃痛、呕吐、孕吐、晕车、手臂疼痛、呃逆、健忘、失眠、癫狂、痫证、郁症、眩晕、中风、偏瘫、哮喘、偏头痛、热病、产后血晕、肘臂挛痛。

【操作】直刺0.5~1寸。当刺之神经可迅速传至中指，此时应改变针刺方向，行针不可过强，以免伤及正中神经。

7. 大陵穴

出自《灵枢·本输》，别名心主、鬼心，《针灸甲乙经》作太陵。大为小之对，陵即丘陵，掌根高突如同大陵，此穴在其腕侧陷中，故名大陵。

【位置】在腕掌侧远端横纹中，掌长肌腱与桡侧腕屈肌腱之间。

【解剖】在掌长肌腱与桡侧腕屈肌腱之间，有拇长屈肌和指浅屈肌腱、指深屈肌腱；有腕掌侧动、静脉网；布有前臂内侧皮神经，正中神经掌皮支，深层为正中神经本干。

【主治】心痛、心悸、胃痛、呕吐、癫狂、疮疡、胸胁痛、桡腕关节疼痛。

【操作】直刺0.3~0.5寸，局部有酸胀感，或有麻电感向指端放散。

8.劳宫穴

出自《灵枢·本输》:"心出于中冲……溜于劳宫,劳宫掌中中指本节之内间也,为荥。"别名五里、鬼路、掌中。劳即劳动。宫即中央,手司劳动,劳指手,此穴在手的掌部中央,故名劳宫。

【位置】在手掌心,第2、3掌骨之间偏于第3掌骨,握拳屈指时的中指尖处。

【解剖】在第2、3掌骨之间,下为掌腱膜,第二蚓状肌及指浅、指深屈肌腱,深层为拇指内收肌横头的起端,有骨间肌;有指掌侧总动脉;布有正中神经的第二指掌侧总神经。

【主治】中风昏迷、癫狂、痫证、心痛、胸胁支满、胸痛、胃脘病、呕吐、气逆、食不下、黄疸、尿血、痔疮、鹅掌风、手颤、热病汗不出、烦渴、口臭、嗌痛、劳倦等。

【操作】直刺0.3~0.5寸,局部有酸胀痛感,或可扩散至整个手掌。

9.中冲穴

出自《灵枢·本输》:"心出于中冲,中冲,手中指之端也,为井木。"手厥阴心包经的井穴。中即中间,冲即冲要,此穴在中指端冲要处,故名中冲。

【位置】在手中指末节尖端中央。

【解剖】有指掌侧固有动、静脉所形成的动、静脉网;为正中神经之指掌侧固有神经分布处。

【主治】心烦、心痛、中风昏迷、昏厥、小儿惊风、休克、癔症、癫痫、胃脘疼痛、霍乱吐泻、舌下肿痛、舌强不语、头痛、肘痛、掌热。

【操作】浅刺0.1寸,或用三棱针点刺放血。孕妇禁用。

第四节　手少阴心经

十二经脉之一。该经起自心中，出来后归属于心系，向下通过膈肌，联络小肠。据《针灸甲乙经》及《医宗金鉴》等书载述，手少阴心经所属穴计有极泉、青灵、少海、灵道、通里、阴郄、神门、少府、少冲等9穴。歌诀为"九穴午时手少阴，极泉青灵少海深，灵道通里阴郄邃，神门少府少冲寻"。

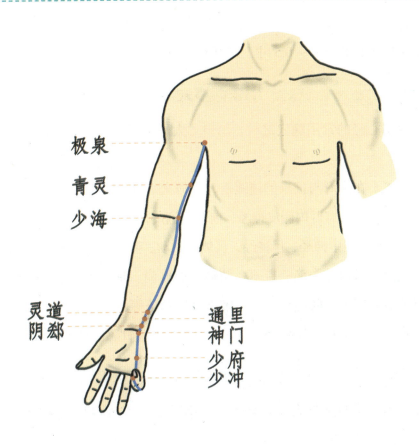

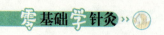

1. 极泉穴

手少阴心经的穴位之一，出自《针灸甲乙经》，穴名中的"极"为至高处的意思，"泉"则是水源之意。作为手少阴心经的第1个穴位，极泉穴是心经脉气所发之处，与心经的气血通畅与否息息相关，故可治心痛、心悸、胸闷气短、胁肋疼痛等心系疾病。

【位置】位于腋窝的中央，腋动脉搏动处。

【解剖】胸大肌的外下缘，深层为喙肱肌；外侧为腋动、静脉；布有尺神经、正中神经、前臂内侧皮神经及臂内侧皮神经。

【主治】心痛、胸闷、四肢不收、肩周炎、颈部淋巴结结核、腋臭、悲愁不乐、咽干、烦渴、干呕、目黄、臂肩不举、肘臂挛痛、冠心病、心绞痛等。现代常用于治疗冠心病、心包炎、肋间神经痛、肩关节周围炎、癔症、半身不遂。

【操作】直刺0.3～0.5寸，避开动脉。

2. 青灵穴

手少阴心经的常用腧穴之一，出自《太平圣惠方》，《医学入门》作青灵泉。

【位置】在少海与极泉的连线上，少海上3寸，肱二头肌的尺侧缘。

【解剖】浅层有臂内侧皮神经、前臂内侧皮神经，贵要静脉等结构。深层有肱动、静脉，正中神经、尺神经、尺侧上副动、静脉和肱三头肌等结构。

【主治】目黄、头痛、振寒、胁痛、肩臂痛。现代常用于治疗神经性头痛、肩关节周围炎、肋间神经痛、腋下淋巴结结核等。

【操作】直刺或向上刺0.5～1寸，局部酸胀，针感可向前臂及腋部放散。

3. 少海穴

经穴名，出自《针灸甲乙经》，别名曲节。在人身以少阴为六经之最里,又本穴治症,极为复杂,牵及多经之病,有如众症来归者,故名少海。

【位置】肘窝横纹尺侧端和肱骨内上髁之间的凹陷处。

【解剖】有旋前圆肌,肱肌;有贵要静脉,尺侧上下副动脉、静脉,尺返动脉、静脉;布有前臂内侧皮神经,外前方有正中神经。

【主治】肘臂挛痛麻木、头痛目眩、心痛、失音、腋胁痛、癔症、精神分裂症、尺神经麻痹、肋间神经痛。

【操作】直刺0.5～1寸,局部酸胀,有麻电感向前臂放散。

4.灵道穴

经穴名,出自《针灸甲乙经》。本穴物质为少海穴传来的地部经水,在本穴处气化散热,气化之气循心经气血通道而上行,故名灵道。

【位置】尺侧腕屈肌腱的桡侧,腕横纹上1.5寸。

【解剖】在尺侧腕屈肌与指浅屈肌之间,深层为指深屈肌;有尺动脉通过;布有前臂内侧皮神经,尺侧为尺神经。

【主治】肘臂挛急、手麻木、心悸怔忡、心痛、头晕目眩、舌强不语、腕关节炎、尺神经麻痹、癔症、精神分裂症。

【操作】直刺0.3～0.5寸。

5.通里穴

经穴名,出自《灵枢·经脉》。本穴物质为灵道穴传来的地部经水,因本穴有地部孔隙通于地之地部,经水即从本穴的地之天部流入地之地部,故名通里。

【位置】手心向上,尺侧腕屈肌腱的桡侧,腕横纹上1寸。

【解剖】在尺侧腕屈肌与指浅屈肌之间,深层为指深屈肌;有尺动脉通过;布有前臂内侧皮神经,尺侧为尺神经。

【主治】腕痛指挛、上肢内后侧痛、头痛目眩、心悸、怔忡、经血过多、崩漏、扁桃体炎、心绞痛、心动过缓、神经衰弱、癔症性失语、精神分裂症、子宫内膜炎。

【操作】直刺0.3～0.5寸，不宜深刺，以免伤及血管和神经。

6.阴郄穴

出自《备急千金要方》，别名手少阴郄、石宫、少阴郄。本穴有地部孔隙与心经体内经脉相通，经水即由本穴的地部孔隙回流心经的体内经脉，故名阴郄。

【位置】尺侧腕屈肌腱的桡侧，腕横纹上0.5寸。

【解剖】在尺侧腕屈肌与指浅屈肌之间，深层为指深屈肌；有尺动脉通过；布有前臂内侧皮神经，尺侧为尺神经。

【主治】腕痛、心痛、心悸、惊恐、盗汗、失语、神经衰弱、鼻出血、胃出血、急性舌骨肌麻痹、子宫内膜炎。

【操作】直刺0.3～0.5寸。

7.神门穴

出自《针灸甲乙经》，别名兑冲、中都、锐中。本穴因有地部孔隙与心经体内经脉相通，气血物质为心经体内经脉的外传之气，其气性同心经气血之本性，为人之神气，故名神门穴。

【位置】尺侧腕屈肌腱的桡侧，腕横纹尺侧端。

【解剖】在尺侧腕屈肌与指浅屈肌之间，深层为指深屈肌；有尺动脉通过；布有前臂内侧皮神经，尺侧为尺神经。

【主治】掌中热、心痛、心烦、健忘、失眠、目黄、胁痛、头痛目眩、呕血、吐血、大便脓血、癫狂、无脉症、神经衰弱、癔症、舌肌麻痹、产后失血、淋巴腺炎、扁桃体炎。

【操作】直刺0.3～0.5寸。

8.少府穴

经穴名,出自《针灸甲乙经》,别名兑骨。本穴物质为少冲穴传来的高温水湿之气,至本穴后为聚集之状,如云集府宅,故名少府穴。

【位置】手掌内侧第4、5掌骨之间。

【解剖】在4、5掌骨间,有第4蚓状肌,指浅、深屈肌腱,深部为骨间肌;有指掌侧总动、静脉,在第4指掌侧总神经(尺神经分支)分布处。

【主治】掌中热、手小指拘挛、心悸、胸痛、痈疡、阴部瘙痒、子宫脱垂、风湿性心脏病、心绞痛、心律不齐、癔症、肋间神经痛、臂神经痛。

【操作】直刺0.3~0.5寸。

9.少冲穴

经穴名,出自《针灸甲乙经》,别名经始。本穴为心经体表经脉与体内经脉的交接之处,体内经脉的高温水气以冲射之状外出体表,故名少冲。

【位置】位于小指指甲内侧,小指桡侧,指甲角0.1寸处。

【解剖】有指掌侧固有动、静脉所形成的动、静脉网;布有指掌侧固有神经。

【主治】上肢内后侧痛、胸胁痛、心痛、心悸、癫狂、中风昏迷、热病、脑出血、休克、癔症、胸膜炎、肋间神经痛、喉炎、小儿惊厥。

【操作】浅刺0.1寸或用三棱针点刺出血。

第五节　手阳明大肠经

手阳明大肠经简称大肠经，十二经脉之一。人体主要经脉有14条，以各脏腑为名的有12条，再加上督脉和任脉，大肠经是其中的一条。大肠经共20穴，左右共40穴，原穴为合谷穴，络穴为手太阴肺经之偏历穴，为阳气盛极的经络，主治阳证、实证，也治发热病，与肺相表里。歌诀为"手阳明穴起商阳，二间三间合谷藏，阳溪偏历温溜长，下廉上廉手三里，曲池肘髎五里近，臂臑肩髃巨骨当，天鼎扶突禾髎接，鼻旁五分号迎香"。

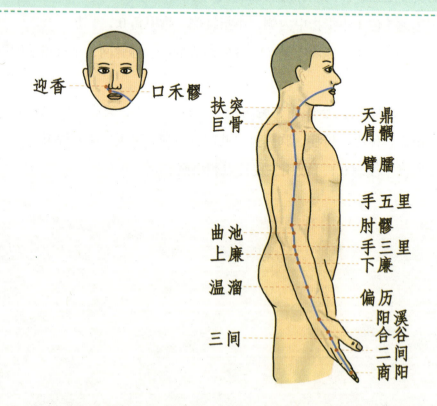

1. 商阳穴

出自《灵枢·本输》，别名绝阳、而明。手阳明大肠经起于商阳穴，为手阳明大肠经的井穴。由于人体系统的重力场特征，人体内部的温压场高于外部的温压场，因此大肠经体内经脉所产生的高温高压气态物就会由本穴如漏刻滴孔向外涌出。商阳之名正是对本穴气血物质这一运动特征的概括描述，故名商阳。

【位置】食指末节桡侧，距指甲角0.1寸。

【解剖】有指背动、静脉网；布有来自正中神经的指掌侧固有神经，桡神经的指背侧神经。

【主治】食指麻木、腮腺炎、咽喉肿痛、口腔炎、急性胃肠炎、下齿痛、耳鸣耳聋、晕厥、中风昏迷。

【操作】浅刺0.1寸，或点刺出血。

2. 二间穴

出自《灵枢·本输》，别名间谷、闻谷、周谷。本穴物质为商阳穴传来的温热水气，在本穴所处为不太高的天部层次，二间之名即是对本穴气血物质所在的空间层次范围的说明，故名二间。

【位置】第2掌指关节远端桡侧的赤白肉际处。

【解剖】有指浅、深屈肌腱；有来自桡动脉的指背及指掌侧动、静脉，布有桡神经的指背侧固有神经，正中神经的指掌侧固有神经。

【主治】食指屈伸不利、食指痛、咽喉肿痛、鼻衄、齿痛、口干、肩背痛、大便脓血、身热、嗜睡、目痛。

【操作】直刺0.2~0.3寸。

3. 三间穴

出自《灵枢·本输》，别名少谷、小谷。本穴物质为二间穴传来的天部清气，其性温热，上行至三间后所处的天部位置较二间穴为高，故名三间。

【位置】微握拳，食指桡侧，第2掌指关节后凹陷处。

【解剖】此穴为第1骨间背侧肌，深层为拇收肌横头；有手背静脉网（头静脉起点）和手指掌固有动脉；有桡神经浅支。

【主治】手指及手背肿痛、牙龈肿痛、鼻衄、唇干、腹满、肠鸣腹泻、目痛、嗜睡、面神经麻痹、咽喉肿痛、肠炎、痢疾、肩关节痛。

【操作】直刺0.3～0.5寸。

4. 合谷穴

出自《灵枢·本输》，别名虎口。本穴物质为三间穴天部层次横向传来的水湿云气，行至本穴后，由于本穴位处手背第1、2掌骨之间，肌肉之间间隙较大，因而三间穴传来的气血在本穴处汇聚，汇聚之气形成强大的水湿云气场，故名合谷。

【位置】手背部第2掌骨桡侧缘的中点。

【解剖】在第1、2掌骨之间，第1骨间背侧肌中，深层有拇收肌横头；有手背静脉网，为头静脉的起部，腧穴近侧正当桡动脉从手背穿向手掌之处；布有桡神经浅支的掌背侧神经，深部有正中神经的指掌侧固有神经。

【主治】手指屈伸不利、上肢活动不利、头痛、眩晕、鼻窦炎、鼻衄、耳聋、牙痛、面神经麻痹、腮腺炎、咳嗽、臂痛、胃脘痛、三叉神经痛、便秘、痢疾、无汗、皮肤瘙痒、荨麻疹、小儿抽风、牙关紧闭。

【操作】直刺0.5～1寸。孕妇不宜针。

5. 阳溪穴

出自《灵枢·本输》，别名中魁。本穴物质为合谷穴传来的水湿风气，至此后吸热蒸升并上行于天部，故名阳溪。

【位置】在腕部，当拇指翘起时，拇短伸肌腱与拇长伸肌腱之间的凹陷中。

【解剖】在拇短、长伸肌腱之间；有头静脉、桡动脉的腕背支；布有桡神经浅支。

【主治】头痛、耳鸣耳聋、咽喉肿痛、牙痛、热病心烦、目赤、癫狂、痫症、半身不遂、腕关节疾患、臂腕痛。

【操作】直刺 0.5～0.8 寸。

6.偏历穴

出自《灵枢·经脉》的"手阳明之别，名曰偏历。去腕三寸，别入太阴"。本穴为手阳明之络，言脉气由本穴偏侧别出，越历本经走向手太阴之脉，故名偏历。

【位置】在阳溪与曲池的连线上，阳溪上 3 寸。

【解剖】在桡骨远端，桡侧腕伸肌腱与拇长展肌腱之间，有头静脉，桡侧为前臂外侧皮神经和桡神经浅支，尺侧为前臂背侧皮神经和前臂骨间背侧神经。

【主治】肩臂肘腕疼痛、鼻衄、耳聋、面神经麻痹、喉痛、目赤、水肿、前臂神经痛、癫痫。

【操作】直刺或斜刺 0.5～0.8 寸。

7.温溜穴

出自《针灸甲乙经》，别名逆注、池头、蛇头，手阳明大肠经的郄穴，为经脉气血汇聚之处。手阳明大肠经的气血行至本穴后，由于外部环境对其的升温作用较少，原来的余热也会缓缓地散发，情形如同悄悄溜走一般，不被察觉，故名温溜。

【位置】在阳溪与曲池的连线上,阳溪上5寸处。

【解剖】在桡侧腕伸肌腱与拇长展肌之间,有桡动脉分支及头静脉,布有前臂背侧皮神经,桡神经深支。

【主治】上臂麻木不遂、腕臂痛、头痛、面肿、鼻衄、口舌肿痛、咽喉肿痛、肩背痛、肠鸣腹痛、面神经痛、癫痫。

【操作】直刺0.5~1寸。

8.下廉穴

出自《针灸甲乙经》,别名手下廉。下即下方,廉即边缘,此穴在局部隆起肌肉侧缘下方,故名下廉。

【位置】在阳溪与曲池的连线上,曲池下4寸处。

【解剖】有桡侧腕短伸肌,桡侧腕长伸肌,深层为旋后肌;有桡动脉分支;布有前臂背侧皮神经及桡神经分支。

【主治】上肢麻木及肿痛、眩晕、目痛、腹痛、消化不良、乳腺炎。

【操作】直刺0.5~1寸。

9.上廉穴

出自《针灸甲乙经》,别名手上廉。上指上方,与下相对;廉者,形如菱角状,又指边侧。因该穴在下廉上1寸,屈肘握拳,是处肌肉隆起,形如菱状,穴当菱状之边侧,故名上廉。

【位置】在阳溪与曲池的连线上,肘横纹下3寸处。

【解剖】有桡侧腕短伸肌,桡侧腕长伸肌,深层为旋后肌;有桡动脉分支;布有前臂背侧皮神经,桡神经分支。

【主治】头痛、偏瘫、肩臂酸麻胀痛、腹痛、肠鸣、腹泻。

【操作】直刺0.5~1寸。

10.手三里穴

出自《针灸甲乙经》，别名三里、鬼邪、上三里。因为它能治上、中、下三部的疾病，所以称为手三里。

【位置】曲池下2寸，握拳屈肘时，在肱桡肌呈凹陷处。

【解剖】有桡侧腕短伸肌，桡侧腕长伸肌，深层为旋后肌；有桡返动脉分支；布有前臂背侧皮神经及桡神经深支。

【主治】手臂麻痛、肘挛不伸、偏瘫、牙痛、咽喉肿痛、失音、腮腺炎、颈淋巴结肿大、腹胀、吐泻、腰扭伤、面神经麻痹。

【操作】直刺0.8～1.2寸。

11.曲池穴

出自《灵枢·本输》，别名阳泽、鬼臣、鬼腿。本穴物质为手三里穴降地之雨气化而来，位处地之上部，性湿浊滞重，有如雾露，为隐秘之水，故名曲池。

【位置】在肘区，尺泽与肱骨外上髁连线的中点处。

【解剖】在肱桡肌的桡侧，桡侧腕长伸肌起始部，有桡返动脉的分支，布有前臂背侧皮神经，内侧深层为桡神经本干。

【主治】手臂肿痛、上肢不遂、手肘无力、咽喉肿痛、牙痛、腹痛、吐泻、痢疾、荨麻疹、热病、胸中烦闷、高血压、月经不调、肩肘关节痛、流行性感冒、胸膜炎、甲状腺肿大。

【操作】直刺1.0～1.5寸。治瘰疬针尖平刺上透臂臑穴。

12.肘髎穴

出自《针灸甲乙经》，别名肘尖、肘聊，是手阳明大肠经的穴位，具有非常显著的舒筋活络的作用，是肘部疾病的克星穴。本穴物质为手三里穴降地之雨流来的地部经水，至本穴后经水循地部孔隙从地之天部流入地之地部，故名肘髎。

【位置】屈肘，肱骨外上髁上缘，髁上嵴的前缘。

【解剖】在桡骨外上髁上缘肱桡肌起始部，肱三头肌外缘，有桡侧副动脉，布有前臂背侧皮神经，深层为桡神经本干。

【主治】肘臂疼痛、拘挛麻木、嗜卧、上肢瘫痪、肘关节疾患。

【操作】直刺0.5～1寸。

13.手五里穴

出自《针灸甲乙经》，别名大禁、五里、臂五里、尺之五里、手之五里。《灵枢·本输》篇说"尺动脉在五里"，因名五里。

【位置】在曲池与肩髃的连线上，曲池上3寸。

【解剖】在肱桡肌起始部，肱三头肌前缘；深层为桡侧副动脉，布有前臂背侧皮神经，深层为桡神经本干。

【主治】上肢麻木疼痛、肿胀挛急、咳嗽、吐血、颈淋巴结肿大。

【操作】直刺0.5～1寸，局部酸胀，可传至肩部或肘部。

14.臂臑穴

出自《针灸甲乙经》，别名头冲、颈冲。本穴位处臂部，穴内气血由大肠经各穴中上行的阳气聚集而成，阳气充盛而使臂能活动自如，故名臂臑。

【位置】在曲池与肩髃的连线上，曲池上7寸。

【解剖】在肱骨桡侧，三角肌下端，肱三头肌外皮神经，侧头的前缘；有旋后动脉的分支，肱动脉；布有前臂背侧皮神经，深层有桡神经本干。

【主治】肩臂疼痛、颈项拘急、颈淋巴结肿大、肩关节周围炎。

【操作】直刺0.5～1寸，局部酸胀。

15.肩髃穴

出自《灵枢·经别》,别名中肩井、扁骨、肩井、肩尖、尚骨。此穴在肩端部肩峰与肱骨大结节之间,故名肩髃。

【位置】肩峰前下方。当上臂外展至水平时,在肩处出现两个凹陷,前面的凹陷处即是本穴。

【解剖】在三角肌上部中央,有旋肱后动、静脉,布有锁骨上神经、腋神经。

【主治】肩臂疼痛、半身不遂、手臂拘挛、颈淋巴结肿大、甲状腺肿大、肩周炎、风疹。

【操作】直刺或向下斜刺 0.8～1.5 寸。

16.巨骨穴

出自《素问·气府论》,别名柱骨。本穴物质为肩髃穴传来的地部经水,流至本穴后,由于本穴位处锁骨与肩胛骨之间的凹陷处,经水聚集于本穴,故名巨骨。

【位置】在肩端上,锁骨肩峰端与肩胛冈之间凹陷中。

【解剖】布有锁骨上神经后支,副神经分支,深层有肩胛上神经和肩胛上动、静脉。

【主治】肩背及手臂疼痛、屈伸不利、惊痫、吐血、瘰疬、瘿气。

【操作】直刺 0.5～1 寸。

17.天鼎穴

出自《针灸甲乙经》,别名天顶。此穴位于颈部胸锁乳突肌之胸骨头与锁骨头分歧之下方。胸锁乳突肌特征为一肌三头似三足鼎立,故名天鼎。

【位置】横平环状软骨,胸锁乳突肌后缘。

【解剖】在胸锁乳突肌下部后缘,浅层为颈阔肌,深层为中斜角肌起

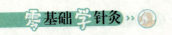

点；有颈升动脉；布有副神经、颈横神经、耳大神经、枕小神经，深层为膈神经的起点。

【主治】咽喉肿痛、失音、甲状腺肿大、颈淋巴结肿大、舌肌麻痹、吞咽困难。

【操作】直刺0.3～0.5寸，局部酸胀并向咽喉放散。

18.扶突穴

出自《灵枢·本输》，别名水穴、水泉，此穴在喉结旁，故名扶突。

【位置】正坐，微仰头，在颈部侧面，喉结旁开3寸，约当胸锁乳突肌的胸骨头与锁骨头之间。

【解剖】在胸锁乳突肌胸骨头间颈阔肌中，深层为肩胛提肌起始点；深层内侧有颈升动脉；布有耳大神经，颈皮神经，枕小神经及副神经。

【主治】咳嗽、气喘、咽喉肿痛、暴喑、瘿气、瘰疬。

【操作】直刺0.5～0.8寸。

19.口禾髎穴

出自《针灸甲乙经》，别名和髎、长频、长髎、长颊。该穴名意指大肠经体表经水由本穴回归大肠经体内经脉。本穴物质为扶突穴与迎香穴二穴提供的天部之气，至本穴后冷降归于地部并由本穴的地部孔隙回归大肠经体内经脉，地部孔隙细长狭窄，如孔隙之状，故名禾髎。

【位置】在鼻孔外缘直下，平水沟处。

【解剖】有颞肌和颞浅动、静脉，布有耳颞神经分支，面神经颞支。

【主治】鼻疮息肉、鼻衄、鼻塞、鼻流清涕、鼻炎、嗅觉减退、口噤不开。

【操作】直刺或斜刺0.3～0.5寸。

20.迎香穴

出自《针灸甲乙经》，别名冲阳。此穴在鼻旁，因能主治"鼻鼽不利，室洞气塞"鼻塞不闻香臭,故名迎香。

【位置】鼻翼外缘中点旁开0.5寸。

【解剖】在上唇方肌中,深部为梨状孔的边缘;有面动、静脉及眶下动、静脉分支;布有面神经与眶下神经的吻合丛。

【主治】鼻塞、嗅觉减退或丧失、鼻衄、鼻炎、鼻窦炎、鼻息肉、面痒、面浮肿、面神经麻痹、面肌痉挛、胆道蛔虫病。

【操作】向内上平刺0.3~0.5寸。

第六节　手少阳三焦经

十二经脉之一。首载于长沙出土的马王堆汉墓医书。其中《帛书·经脉》甲种本,即《足臂十一脉灸经》称为"臂少阳脉";乙种本,即《阴阳十一脉灸经》称为"耳脉"。《灵枢·经脉》称为"三焦手少阳之脉"。现通称为手少阳三焦经,简称三焦经。本经一侧23穴,左右两侧共46穴。其中13穴分布于上肢背面的正中线上,10穴在颈、侧头部。

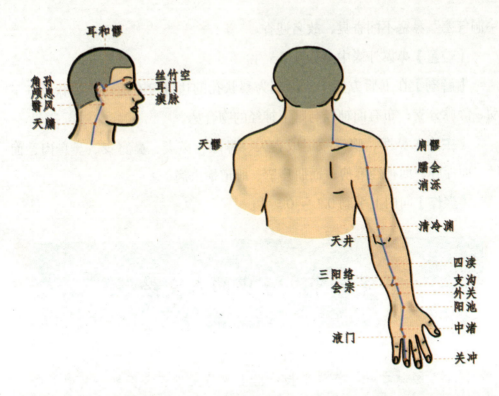

1.关冲穴

出自《灵枢·本输》。该穴名意指三焦经体内经脉的温热水气由此外冲体表经脉,阴性水液被关卡于内。本穴物质为来自三焦经体内经脉外冲而出的温热水气,而液态物由于压力不足不能外出体表,如被关卡一般,故名关冲。

【位置】无名指末节尺侧,距指甲角0.1寸。

【解剖】有指掌固有动、静脉形成的动、静脉网;布有来自尺神经的指掌侧固有神经。

【主治】头痛、目赤、咽喉肿痛、热病、中暑、喉炎、扁桃体炎、眼结膜炎、腮腺炎。

【操作】浅刺0.1寸,或用三棱针点刺出血。

2.液门穴

出自《灵枢·本输》。该穴名意指三焦经经气在此散热冷降化为地部经水。本穴物质为关冲穴传来的凉湿水气，凉湿水气至此之后则快速散热冷却，冷却后的水湿归降地部，故名液门。

【位置】第4、5指缝间，掌指关节前凹陷处。

【解剖】有来自尺动脉的指背动脉，布有来自尺神经的手背支。

【主治】手背痛、喉痛、头痛、目赤、耳鸣、热病、咽喉炎、前臂肌痉挛、齿龈炎、角膜白斑。

【操作】直刺0.3～0.5寸。

3.中渚穴

出自《灵枢·本输》。该穴名意指三焦经气血扬散的脾土尘埃在此囤积。本穴物质为液门穴传来的水湿之气，至本穴后，随水湿风气扬散的脾土尘埃在此冷降归地并形成了经脉水道穴旁边的小块陆地，故名中渚。

【位置】手背第4、5掌骨间，掌指关节后方凹陷处。

【解剖】有第4骨间肌；皮下有手背静脉网及第四掌背动脉；布有来自尺神经的手背支。

【主治】手指不能屈伸、肩背肘臂酸痛、目赤、耳鸣耳聋、热病、消渴、肘腕关节炎、肋间神经病。

【操作】直刺0.3～0.5寸。

4.阳池穴

出自《灵枢·本输》，别名别阳。该穴名意指三焦经气血在此吸热后化为阳热之气。本穴物质为中渚穴传来的弱小水湿之气，至本穴后，受外部传入之热，此水气吸热胀散而化为阳热之气，如阳气生发之池，故名阳池。

【位置】腕横纹中，指伸肌腱尺侧凹陷中。

【解剖】皮下有手背静脉网，第四掌背动脉；布有尺神经手背支及前臂背侧皮神经末支。

【主治】手腕痛、肘臂痛、目痛、咽喉肿痛、腕关节炎、风湿热、糖尿病。

【操作】直刺0.3～0.5寸。

5.外关穴

人体手少阳三焦经上的重要穴道，最早见于《灵枢·经脉》。该穴名意指三焦经气血在此胀散外行，外部气血被关卡不得入于三焦经。本穴物质为阳池穴传来的阳热之气，行至本穴后因吸热而进一步胀散，胀散之气由穴内出于穴外，穴外的气血物质无法入于穴内，外来之物如被关卡一般，故名外关。

【位置】腕关节背面中央直上2寸，在桡、尺两骨之间，与内关穴相对。

【解剖】在桡骨与尺骨之间，指总伸肌与拇长伸肌之间，屈肘俯掌时则在指总伸肌的桡侧；深层有前臂骨间背侧动脉和掌侧动、静脉；布有前臂背侧皮神经，深层有前臂骨间背侧及掌侧神经。

【主治】手指疼痛、肘臂屈伸不利、肩痛、头痛、目赤肿痛、耳鸣耳聋、热病、腮腺炎、胸胁痛、高血压、偏头痛、偏瘫、小儿麻痹后遗症。

【操作】直刺0.5～1寸。

6.支沟穴

出自《灵枢·本输》，别名飞虎。该穴名意指三焦经气血在此吸热扩散。本穴物质为外关穴传来的阳热之气，水湿较少，至本穴后又因进一步地吸热而胀散为高压之气，此气按其自身的阳热特性循三焦经经脉渠道向上、向外而行，扩散之气亦如树之分叉，故名支沟。

【位置】腕背横纹上3寸，桡、尺两骨之间。

【解剖】在桡骨与尺骨之间，指总伸肌与拇长伸肌之间，屈肘俯掌时则在指总伸肌的桡侧；深层有前臂骨间背侧动脉和掌侧动、静脉；布有前臂背侧皮神经，深层有前臂骨间背侧及掌侧神经。

【主治】手指震颤、肘臂痛、胁肋痛、耳鸣耳聋、落枕、热病、呕吐、便秘、肋间神经痛、舌肌麻痹、产后血晕。

【操作】直刺 0.5～1 寸。

7. 会宗穴

出自《针灸甲乙经》。该穴名意指三焦经的阳气在天之天部会合。本穴物质为三焦经的天部阳气会合而成，所处为天之天部，如宗气之所汇，故名会宗。

【位置】腕后 3 寸，尺骨桡侧缘。

【解剖】尺骨桡侧缘，在小指固有伸肌和尺侧腕伸肌之间；有前臂骨间背侧动、静脉；布有前臂背侧皮神经，深层有前臂骨间背侧神经和骨间掌侧神经。

【主治】上肢麻痹、耳鸣耳聋、癫痫、胆囊炎。

【操作】直刺 0.5～1 寸。

8. 三阳络穴

出自《针灸甲乙经》，别名通间、通门。该穴名意指手三阳经的气血物质在此交会。本穴由于会宗穴传来的气血为由阳变阴的寒湿之气，穴内温压呈下降之状，手阳明少阳的天部阳气因而汇入穴内，本穴有联络手三阳经气血的作用，故名三阳络。

【位置】阳池上 4 寸，桡、尺两骨之间。

【解剖】在指总伸肌与拇长展肌起端之间，有前臂骨间背侧动、静脉，布有前臂背侧皮神经，深层为前臂骨间背侧神经。

【主治】耳聋、痫证、上肢肌肤痛。

【操作】直刺 0.5～1 寸。

9. 四渎穴

出自《针灸甲乙经》。该穴名意指三焦经气血在此冷降为地部经水。本穴物质为三阳络穴传来的水湿云气,在本穴的变化为部分水湿冷降归地,降地之水形成向穴外流溢的数条小沟渠之状,故名四渎。

【位置】肘尖下方5寸,桡、尺两骨之间。

【解剖】在指总伸肌和尺侧腕伸肌之间,深层有前臂骨间背侧动、静脉,布有前臂背侧皮神经,深层有前臂骨间背侧神经。

【主治】暴喑、暴聋、齿痛、气短、咽阻如鲠、前臂痛。

【操作】直刺0.5~1寸。

10.天井穴

出自《灵枢·本输》。该穴名意指三焦经吸热上行的水浊之气在此聚集。本穴物质为四渎穴传来的水湿之气,至本穴后为聚集之状,其变化为散热冷缩并从天之上部降至天之下部,气血的运行变化如从天井的上部落下一般,故名天井。

【位置】屈肘,尺骨鹰嘴上1寸凹陷中。

【解剖】在肱骨下端后面鹰嘴窝中,有肱三头肌腱,肘关节动、静脉网,布有臂背侧皮神经和桡神经肌支。

【主治】肘关节痛、肘臂痛、耳聋、偏头痛、胁肋痛、颈部淋巴结结核、甲状腺肿大、癫痫、荨麻疹、抑郁症。

【操作】直刺0.5~1寸。

11.清冷渊穴

手少阳三焦经的第11个穴位,出自《针灸甲乙经》。该穴名意指三焦经经气散热冷降后在此位于天之下部。本穴物质为天井穴传来的水湿云气,至本穴后进一步散热冷降,冷降后的水湿云气位于天之下部,如固定不变的寒冷深渊一般,故名清冷渊。

【位置】天井上1寸。

【解剖】在肱三头肌下部,有中侧副动、静脉末支,布有臂背侧皮神经和桡神经肌支。

【主治】头痛、颈项强痛、臂痛、齿痛、癫痫。

【操作】直刺 0.5～1 寸。

12.消泺穴

出自《针灸甲乙经》，别名臑窌、臑交、臑俞。该穴名意指三焦经经气在此冷降为地部经水。本穴物质为清冷渊穴传来的滞重水湿云气，至本穴后，水湿云气消解并化雨降地，降地之雨在地之表部形成湖泊，故名消泺。

【位置】在尺骨鹰嘴与肩髎的连线上，在清灵渊与臑会的连线中点处。

【解剖】在肱三头肌肌腹的中间，有中侧副动、静脉，布有臂背侧皮神经及桡神经。

【主治】头痛、颈项强痛、臂痛、齿痛、癫痫。

【操作】直刺 0.8～1 寸。

13.臑会穴

出自《针灸甲乙经》，别名臑髎、臑交。该穴名意指手少阳、手阳明的天部阳气同会于本穴。本穴物质为消泺穴传来的天部阳气，性干燥，量弱小，在本穴的变化为散热冷缩。由于穴内气血的变化是冷降收引，多气多血的手阳明经天部阳气因而汇入穴内，而本穴又位于手臂，故名臑会。

【位置】在臂后区，肘尖与肩髎的连线上，肩髎下3寸，三角肌的后下缘。

【解剖】在肱三头肌长头与外侧头之间，有中侧副动、静脉，布有臂背侧皮神经，桡神经肌支，深层为桡神经。

【主治】肩臂痛、瘿气、瘰疬、目疾、肩胛肿痛。

【操作】直刺 1～1.5 寸。

14.肩髎穴

出自《针灸甲乙经》，该穴名意指三焦经经气在此化雨冷降归于地部。

本穴物质为臑会穴传来的天部阳气,至本穴后因散热吸湿而化为寒湿的水湿云气,水湿云气冷降后归于地部,冷降的雨滴如从孔隙中漏落一般,故名肩髎。

【位置】在肩部,肩髃后方,当臂外展时,于肩峰后下方呈现凹陷处。

【解剖】在三角肌中,有旋肱后动脉,布有腋神经的肌支。

【主治】臂痛、肩重不能举。

【操作】向肩关节直刺 1～1.5 寸。

15.天髎穴

出自《针灸甲乙经》,该穴名意指三焦经吸热上行的水气在此散热冷降。本穴物质为肩髎穴传来的水湿之气,至本穴后,水湿之气散热而化雨冷降为地部经水,冷降的雨滴如从孔隙中漏落一般,故名天髎。

【位置】在肩胛部,肩井与曲垣的中间,当肩胛骨上角处。

【解剖】有斜方肌、冈上肌;有颈横动脉降支,深层为肩胛上动脉肌支;布有第 1 胸神经后支外侧皮支,副神经,深层为肩胛上神经肌支。

【主治】肩臂痛、颈项强痛、胸中烦满。

【操作】直刺 0.5～0.8 寸。

16.天牖穴

出自《灵枢·本输》,别名天听。该穴名意指三焦经气血在此吸热后上行天部。本穴物质一为肩髎穴吸热上行的少许水气,二为穴外天部汇入的少许水气,水湿之气吸热后循三焦经直上天部,本穴如同三焦经气血上行天部的窗户,故名天牖。

【位置】在颈侧部,当乳突的后下方,平下颌角,胸锁乳突肌的后缘。

【解剖】在胸锁乳突肌后缘。有枕动脉的肌支,耳后动、静脉及颈后浅静脉;布有枕小神经本干,深层为副神经,颈神经。

【主治】头晕、头痛、面肿、目昏、暴聋、项强。

【操作】直刺 0.5～1 寸。

17.翳风穴

出自《针灸甲乙经》，该穴名意指三焦经经气在此化为天部的阳气。本穴物质为天牖穴传来的热胀风气，至本穴后，热胀风气势弱缓行而化为天部的卫外阳气，卫外阳气由本穴以风气的形式输向头之各部，故名翳风。

【位置】在耳垂后方，当乳突与下颌角之间的凹陷处。

【解剖】有耳后动、静脉，颈外浅静脉；布有耳大神经，深部为面神经干从颅骨穿出处。

【主治】耳鸣、耳聋、口眼歪斜、牙关紧闭、颊肿、瘰疬。

【操作】直刺0.5～1寸。

18.瘈脉穴

出自《针灸甲乙经》，别名资脉。该穴名意指三焦经冷缩收引的下行水气在此急速胀散。本穴物质为颅息穴下传而来的水湿之气和翳风穴上传的阳热风气，二者相会后，水湿之气吸热并急速胀散冲出穴外，气之外冲如犬发狂时的狂奔之状，故名瘈脉。

【位置】在头部，耳后乳突中央，当角孙与翳风之间，沿耳轮连线的中、下三分之一的交点处。

【解剖】在耳后肌上，有耳后动、静脉，布有耳大神经耳后支。

【主治】头痛、耳聋、耳鸣、小儿惊痫、呕吐、泻痢。

【操作】平刺0.3～0.5寸，或点刺出血。

19.颅息穴

出自《针灸甲乙经》，手少阳三焦经的常用腧穴之一，别名颅骢。该穴名意指三焦经的天部之气在此收引冷降。本穴物质为角孙穴传来的天部水湿之气，至本穴后其变化为进一步地散热冷降，如风停气止之状，故名颅息。

【位置】在头部，当角孙与翳风之间，沿耳轮连线的上、中三分之一的

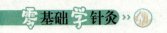

交点处。

【解剖】有耳后动、静脉，布有耳大神经和枕大神经的吻合支。

【主治】头痛、耳鸣、耳痛、小儿惊痫、呕吐涎沫。

【操作】平刺0.3～0.5寸。

20.角孙穴

出自《灵枢·寒热病》，该穴名意指天之天部的收引冷降之气由此汇入三焦经。本穴为三焦经经脉中的最高点，三焦经无气血传至本穴，本穴气血为空虚之状，足太阳膀胱经外散的寒湿水气夹杂着足少阳胆经的外散水湿风气因而汇入本穴，穴内气血即处火所在的天之天部又表现出肾水的润下特征，故名角孙。

【位置】在头部，折耳郭向前，当耳尖直上入发际处。

【解剖】有耳上肌；颞浅动、静脉耳前支；布有耳颞神经分支。

【主治】耳部肿痛、目赤肿痛、目翳、齿痛、唇燥、项强、头痛。

【操作】平刺0.3～0.5寸。

21.耳门穴

出自《针灸甲乙经》，该穴名意指三焦经经气中的滞重水湿在此冷降后由耳孔流入体内。本穴物质为角孙穴传来的水湿之气，至本穴后，水湿之气化雨冷降为地部经水并循耳孔流入体内，本穴如同三焦经气血出入耳的门户，故名耳门。

【位置】在面部，当耳屏上切迹的前方，下颌骨髁状突后缘，张口有凹陷处。

【解剖】有颞浅动、静脉耳前支，布有耳颞神经，面神经分支。

【主治】耳聋、耳鸣、聤耳、齿痛、颈颌痛、唇吻强。

【操作】微张口，直刺0.5～1寸。

22. 耳和髎穴

手少阳三焦经的常用腧穴之一，出自《针灸甲乙经》，该穴名意指三焦经经气及穴外汇入的寒湿水气在此化雨冷降。本穴物质中一方面是耳门穴传来的水湿之气，其量少，其性收引，另一方面是足少阳胆经和手太阳小肠经传入本穴的湿冷水气，两气交会后在本穴的变化为化雨冷降，所降之雨如从孔隙中漏落一般，故而得名。

【位置】在头侧部，当鬓发后缘，平耳郭根之前方，颞浅动脉的后缘。

【解剖】有颞肌和颞浅动、静脉，布有耳颞神经分支，面神经颞支。

【主治】头重痛、耳鸣、牙关拘急、颌肿、鼻准肿痛、口渴。

【操作】平刺 0.3～0.5。

23. 丝竹空穴

出自《针灸甲乙经》，别名巨窌、目窌。该穴名意指穴外天部的寒湿水气由此汇入三焦经后冷降归地。本穴为三焦经终点之穴，由于禾髎穴传至本穴的气血极为虚少，穴内气血为空虚之状，穴外天部的寒湿水气因而汇入穴内，穴外的寒水水气如同天空中的声音飘然而至，故名丝竹空。

【位置】在面部，当眉梢凹陷处。

【解剖】有眼轮匝肌，颞浅动、静脉额支，布有面神经颧眶支及耳颞神经分支。

【主治】头痛、目眩、目赤痛、眼睑跳动、齿痛、癫痫。

【操作】平刺 0.3～0.5 寸。

第七节　手太阳小肠经

十二经脉之一,《灵枢·经脉》称之为"小肠手太阳之脉",现通称为手太阳小肠经,简称小肠经。首载于长沙出土的马王堆汉墓医书。其中《帛书·经脉》甲种本,即《足臂十一脉灸经》称为"臂泰(太)阳癵(脉)";乙种本,即《阴阳十一脉灸经》称为"肩脉(脉)"。本经脉腧穴有少泽、前谷、后溪、腕骨、阳谷、养老、支正、小海、肩贞、臑俞、天宗、秉风、曲垣、肩外俞、肩中俞、天窗、天容、颧髎、听宫等共19穴,左右两侧共38穴。

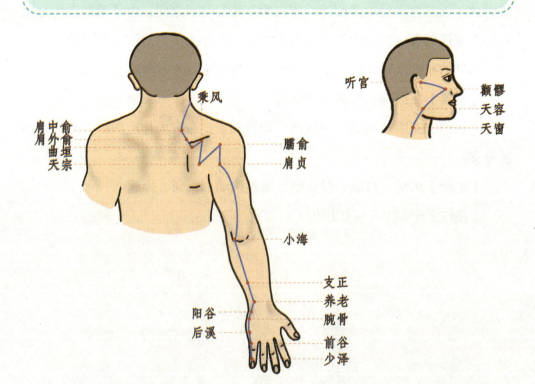

1. 少泽穴

出自《灵枢·本输》，别名小吉、少吉。该穴名意指穴内的气血物质为天部的湿热水气。本穴因有地部孔隙连通小肠经体内经脉，穴内物质为小肠经体内经脉外输的经水，经水出体表后气化为天部的水湿之气，如热带沼泽气化之气一般，故名少泽。

【位置】位于小指尺侧指甲根角旁约 0.1 寸。

【解剖】有指掌侧固有动、静脉，指背动脉形成的动、静脉网，布有尺神经手背支。

【主治】肩臂外后侧疼痛、头痛、项强、咽喉肿痛、热病昏迷、耳聋、耳鸣、乳腺炎、乳汁分泌不足、神经性头痛、中风昏迷。

【操作】浅刺 0.1 寸，或点刺出血。孕妇慎用。

2. 前谷穴

小肠经的荥穴，出自《灵枢·本输》。该穴名意指小肠经经气在此散热冷降。本穴物质少泽穴传来的天部湿热水气，至本穴后其变化为散热化雨冷降，所作用的人体部位为胸腹前部，故名前谷。

【位置】握拳，第 5 指掌关节前尺侧，掌指横纹头的赤白肉际处。

【解剖】有指背动、静脉，布有尺神经手背支。

【主治】头痛、目痛、耳鸣、咽喉肿痛、乳少、热病。

【操作】直刺 0.3 ~ 0.5 寸。

3. 后溪穴

后溪最早见于《灵枢·本输》，为手太阳小肠经的输穴，又为八脉交会之一，通于督脉属小肠经。该穴名意指穴内气血外行于腰背的督脉之部。本穴物质为前谷穴传来的天部湿热之气，至本穴后其外散的清阳之气上行督脉，运行的部位为督脉所属之部，故名后溪。

【位置】握拳，第5掌骨小头后方尺侧的近端掌横纹头赤白肉际处。

【解剖】当小指展肌起点外缘，有指背动、静脉，手背静脉网，布有尺神经手背支。

【主治】手指及肘臂挛急、落枕、耳聋、热病、盗汗、角膜炎、角膜白斑、扁桃体炎、急性腰扭伤、精神分裂症、癔症、癫痫。

【操作】直刺0.5～1寸。治手指挛痛可透刺合谷穴。

4.腕骨穴

手太阳小肠经原穴，出自《灵枢·本输》。该穴名意指小肠经经气行在此冷降为地部水液。本穴物质为后溪穴传来的天部水湿之气，行至本穴后散热冷降为地部的水液，故名腕骨。

【位置】在腕前方，三角骨的前缘，赤白肉际处。

【解剖】浅层布有前臂内侧皮神经，尺神经掌支，尺神经手背支和浅静脉等。深层有尺动、静脉的分支或属支。

【主治】头痛、项强、耳鸣、目翳、指挛臂痛、黄疸、热病、汗不出、疟疾、胁痛、颈项颔肿、消渴、目流冷泪、惊风。

【操作】直刺0.3～0.5寸。

5.阳谷穴

手太阳小肠经常用腧穴之一，出自《灵枢·本输》。该穴名意指小肠经气血在此吸热后化为天部的阳热之气。本穴物质为腕骨穴传来的湿热水气，至本穴后水气进一步吸热气化上行更高的天部层次，本穴如同阳气的生发之谷，故名阳谷。

【位置】腕关节尺侧，尺骨茎突与三角骨之间的凹陷处。

【解剖】当尺侧腕伸肌腱的尺侧缘，有腕背侧动脉，布有尺神经手背支。

【主治】手腕疼痛、臂外侧痛、目赤肿痛、耳鸣耳聋、头痛目眩、腮腺炎、齿龈炎、精神病、癫痫。

【操作】直刺 0.3~0.5 寸。

6.养老穴

手太阳经之郄穴，出自《针灸甲乙经》。该穴名意指本穴的气血物质为同合于头之天部的纯阳之气。本穴物质为阳谷穴传来的炎热之气，出本穴后胀散并化为水湿成分更少的纯阳之气，与天部头之阳气性同，故名养老。

【位置】在前臂后区，腕背横纹上 1 寸，尺骨头桡侧凹陷中。

【解剖】在尺骨背面，尺骨茎突上方，尺侧腕伸肌腱和小指固有伸肌腱之间。布有前臂骨间背侧动、静脉的末支，腕静脉网，有前臂背侧皮神经和尺神经。

【主治】肩背肘臂疼痛、急性腰扭伤、落枕、眼球充血、视力减退、半身不遂。

【操作】直刺或斜刺 0.5~0.8 寸，手腕酸麻，可向肩肘放散。

7.支正穴

中医针灸穴位之一，手太阳经之络穴，出自《灵枢·经脉》。该穴名意指小肠经气血大部分循小肠经本经流行。本穴物质本由养老穴提供，但因养老穴的阳气大部分上走天部，小肠经本穴处的气血物质处于空虚之状，因此经穴外部的气血汇入本穴并循小肠经而行，气血运行的通道为小肠正经，故名支正。

【位置】在阳谷与小海的连线上，阳谷上 5 寸。

【解剖】在尺骨背面，尺侧腕伸肌的尺侧缘。布有骨间背侧动、静脉；布有前臂内侧皮神经分支。

【主治】头痛、目眩、热病、癫狂、项强、肘臂酸痛。

【操作】直刺或斜刺 0.5~0.8 寸。

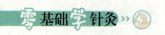

8. 小海穴

出自《灵枢·本输》，本穴为小肠经气血的汇合之处，故为小肠经合穴。该穴名意指小肠经气血在此汇合，气血场范围巨大。本穴物质为支正穴传来的天部之气，至本穴后为聚集之状，聚集的天部之气以云气的方式而存在，覆盖的范围巨大如海，亦含有一定水湿，故名为小海。

【位置】屈肘，尺骨鹰嘴和肱骨内上髁之间的凹陷处。

【解剖】为尺侧腕屈肌的起始部，有尺侧上、下副动脉和副静脉以及尺返动、静脉，布有前臂内侧皮神经、尺神经本干。

【主治】肘臂疼痛、颈项肩臂外后侧疼痛、头痛、目眩、耳聋耳鸣、癫狂、精神分裂症、舞蹈病、疮疡肿痛、齿龈炎、尺神经麻痹或疼痛。

【操作】直刺0.3～0.5寸。

9. 肩贞穴

出自《素问·气穴论》。该穴名意指小肠经气血由此上行阳气所在的天部层次。本穴物质为小海穴蒸散上行的天部之气，上行到本穴后此气冷缩而量少势弱，气血物质的火热之性对天部层次气血的影响作用不确定，如需问卜一般，故名肩贞。

【位置】垂臂合腋，腋后纹头上1寸。

【解剖】布有腋神经分支，深部上方为桡神经，并有旋肩胛动、静脉。

【主治】肩胛痛、肩关节周围炎、上肢瘫痪、手臂麻木疼痛、耳鸣耳聋、头痛、颈部淋巴结结核。

【操作】直刺1～1.5寸或向前腋缝方向透刺，肩部及肩胛部酸胀。有时可有麻电感向肩及指端传导，不宜向胸侧深刺。

10. 臑俞穴

本穴首见于《针灸甲乙经》："臑俞，在肩臑后大骨下胛上廉陷者中。"该穴名意指手臂下部上行的阳气在此聚集。因肩贞穴无气血传至本穴，穴内气血是来自手臂下部各穴上行的阳气聚集而成，故名臑俞。

【位置】上臂内收，从肩贞直上，肩胛冈下缘凹陷中。

【解剖】在肩胛骨关节窝后方三角肌中，深层为冈下肌；有旋肱后动、静脉，布有腋神经，深层为肩胛上神经。

【主治】肩臂酸痛无力、肩肿、颈项瘰疬。

【操作】直刺或斜刺 0.5～1.5 寸，局部有酸胀感，或可扩散至肩部。不宜向胸侧深刺。

11.天宗穴

经穴名，出自《针灸甲乙经》。该穴名意指小肠经气血由此气化上行于天。穴位在肩胛冈冈下窝正中，与曲垣、秉风彼此相望，故名天宗。

【位置】肩胛冈中点与肩胛骨下角连线上 1/3 与下 2/3 交点凹陷中。

【解剖】在冈下窝中央冈下肌中，有旋肩胛动、静脉肌支，布有肩胛神经。

【主治】肩胛痛、咳嗽、气喘、肘臂外后侧疼痛、颊颌肿痛、乳痈。

【操作】直刺或向四周斜刺 0.5～1 寸。遇到阻力不可强行进针。

12.秉风穴

经穴名，出自《针灸甲乙经》，别名肩解。该穴名意指小肠经的气化之气在此形成风气。本穴物质为天宗穴传来的天部之气，上行至此后，因吸热胀散而化为风气，风气循小肠经而运行，如被执掌指使一般，故名秉风。

【位置】位于人体的肩胛部，冈上窝中央，天宗穴直上，举臂有凹陷处。

【解剖】在肩胛冈上缘中央，表层为斜方肌，再下为冈上肌。有肩胛动、静脉；布有锁骨上神经和副神经，深层为肩胛上神经。

【主治】肩胛疼痛、上肢酸麻、冈上肌炎、肩周炎、咳嗽。

【操作】直刺 0.5～1 寸，局部酸胀。

13. 曲垣穴

经穴名,出自《针灸甲乙经》。该穴名意指小肠经经气中的脾土尘埃在此沉降。本穴物质为秉风穴传来的风气,风气在运行至本穴的过程中是吸湿下行,至本穴后天部气态物中的脾土尘埃沉降地部,脾土物质堆积如丘,如矮墙之状,故名曲垣。

【位置】在肩胛部,冈上窝内侧端,当臑俞与第2胸椎棘突连线的中点处。

【解剖】在肩胛冈上缘,斜方肌和冈上肌中。有颈横动、静脉降支,深层为肩胛上动、静脉肌支;布有第二胸神经后支外侧皮支、副神经,深层为肩胛上神经肌支。

【主治】肩胛拘挛疼痛。

【操作】直刺或斜刺0.3~0.5寸,局部酸胀,不宜向胸侧深刺。

14. 肩外俞穴

经穴名,出自《针灸甲乙经》。该穴名意指胸内部的高温水湿之气由本穴外输小肠经。本穴位处肩胛上部,内部为胸腔,因本穴有地部孔隙与胸腔相通,胸腔内的高温水湿之气有本穴外输小肠经,故名肩外俞。

【位置】第1胸椎棘突下,督脉旁开3寸,当肩胛骨脊椎缘的垂直线上。

【解剖】在肩胛骨内侧角边缘,表层为斜方肌,深层为肩胛提肌和菱形肌。有颈横动、静脉;布有第1胸神经后支内侧皮支、肩胛背神经和皮神经。

【主治】肩背酸痛、颈项强急、上肢冷痛。

【操作】向外斜刺0.5~0.8寸,局部酸胀。不可深刺,以防气胸。

15.肩中俞穴

经穴名,出自《针灸甲乙经》。该穴名意指胸内部的高温水湿之气由本穴外输小肠经。本穴位处肩脊中穴部,内部为胸腔,因本穴有地部孔隙与胸腔相通,胸腔内的高温水湿之气由本穴外输小肠经,故名肩中俞。

【位置】第7颈椎棘突下,督脉旁开2寸。

【解剖】表层为斜方肌,深层为肩胛提肌和菱形肌。有颈横动、静脉;布有第1胸神经后支内侧皮支、肩胛背神经和副神经。

【主治】咳嗽、气喘、肩背疼痛、咯血、寒热、目视不明。

【操作】斜刺0.5~0.8寸,局部酸胀。注意不可深刺,以防气胸。

16.天窗穴

出自《灵枢·根结篇》,别名窗笼、窗聋、窗簧、天笼。该穴名意指颈部上炎之热由此外传体表。本穴物质来自两个方面,一是肩中俞穴的上行热气由本穴上行头面天部,二是循颈项上行的炎热之气由里部外传本穴的表部,穴名之意即在强调由里部外传本穴表部的这部分气血,本穴的散热作用如同打开了天窗一般,故名天窗。

【位置】下颌角后下方,胸锁乳突肌后缘。

【解剖】在斜方肌前缘,肩胛提肌后缘,深层为头夹肌。有耳后动、静脉及枕动、静脉分支;布有颈皮神经,正当耳大神经丛的发出部及枕小神经。

【主治】颈项强直、咽喉肿痛、甲状腺肿大、失音、耳鸣耳聋、齿龈炎、中风、癫狂、肋间神经痛。

【操作】直刺0.5~1寸,局部酸胀,针感可向耳部咽喉部扩散。

17.天容穴

经穴名,出自《灵枢·本输》:"四次脉足少阳也,名曰天容。"该穴名意指小肠经气血在本穴云集汇合。本穴物质为天窗穴传来的天部湿热之气，至本穴后，湿热之气散热冷却化为天部的云状气态物并聚集于穴内，如被本穴包容一般，故名天容。

【位置】平下颌角，在胸锁乳突肌的前缘凹陷中。

【解剖】在下颌角后方，胸锁乳突肌停止部前缘，二腹肌后腹的下缘。前方有颈外浅静脉、颈内动、静脉；布有耳大神经的前支，面神经的颈支、副神经，其深层为交感神经于的颈上神经节。

【主治】耳聋、耳鸣、咽喉肿痛、咽中如鲠、颊肿、瘿气、头项痈肿、呕逆。

【操作】直刺 0.5～1 寸。

18.颧髎穴

手太阳小肠经上的常用腧穴之一，出自《针灸甲乙经》，别名兑骨、兑端、椎髎，《千金要方》作权髎。该穴名意指小肠经气血在此冷降归地并由本穴的地部孔隙内走小肠经体内经脉。本穴物质为天容穴传来的水湿云气，至本穴后水湿云气冷降于地部并由本穴的地部孔隙内走小肠经体内经脉，故名颧髎。

【位置】在目外眦直下，颧骨下缘凹陷处。

【解剖】在颧骨下颌突的后下缘稍后，咬肌的起始部，颧肌中。有面横动、静脉分支；布有面神经及眶下神经。

【主治】口眼歪斜、眼睑跳动、齿痛、颊肿、目赤、目黄、面赤、唇肿。

【操作】直刺 0.3～0.5 寸，斜刺或平刺 0.5～1 寸。

19.听宫穴

经穴名，出自《灵枢·刺节真邪》。该穴名意指小肠经体表经脉的气血由本穴内走体内经脉。本穴物质为颧髎穴传来的冷降水湿云气，至本穴后，水湿云气化雨降地，雨降强度比颧髎穴大，如可闻声，而注入地之地部经水又如流入水液所处的地部宫殿，故名听宫。

【位置】耳屏正中和下颌关节之间,张口时出现凹陷的地方。

【解剖】有颞浅动、静脉的耳前支,布有面神经及三叉神经的第三支的耳颞神经。

【主治】耳鸣、耳聋、中耳炎、聋哑、牙痛、失音、癫痫、下颌关节功能紊乱。

【操作】张口,直刺1～1.5寸。

第八节　足阳明胃经

人体十二经脉之一,简称胃经,分布在身体的正面,从眼部下边的承泣穴开始向下走,一直到脚部的厉兑穴,贯穿全身。它有两条主线和四条分线,是人体经络中分支最多的一条。据《针灸甲乙经》《医宗金鉴》等书载述,该经腧穴有承泣、四白、巨髎、地仓、大迎、颊车、下关、头维、人迎、水突、气舍、缺盆、气户、库房、屋翳、膺窗、乳中、乳根、不容、承满、梁门、关门、太乙、滑肉门、天枢、外陵、大巨、水道、归来、气冲、髀关、伏兔、阴市、梁丘、犊鼻、足三里、上巨虚、条口、下巨虚、丰隆、解溪、冲阳、陷谷、内庭、厉兑等共45穴,左右两侧共90穴。

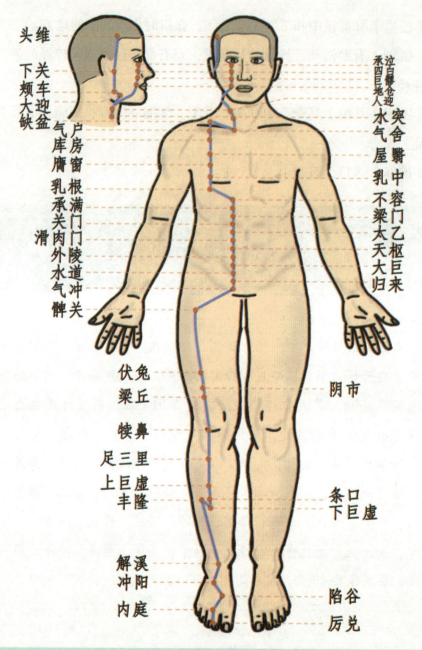

1.承泣穴

出自《针灸甲乙经》，别名鼷、面髎、溪穴。该穴名意指胃经体内经脉气血物质由本穴而出。本穴物质即为胃经体内经脉气血上行所化，在体内经脉中，气血物质是以气的形式而上行，由体内经脉出体表经脉后经气冷却液化为经水，经水位于胃经之最上部，处于不稳定状态，如泪液之要滴下，故名承泣。

【位置】双目正视，瞳孔直下，当眶下缘与眼球之间。

【解剖】在眶下缘上方，眼轮匝肌中，深层眶内有眼球下直肌，下斜肌。有眶下动、静脉分支，眼动、静脉的分支；布有眶下神经分支及动眼神经下支的肌支，面神经分支。

【主治】目赤肿痛、夜盲、急慢性结膜炎、近视、远视、青光眼、角膜炎、白内障、视神经炎、眼睑跳动、面神经麻痹。

【操作】以左手拇指向上轻推眼球，紧靠眶缘缓慢直刺0.5～1.5寸，不宜提插，以防刺破血管引起血肿。

2.四白穴

出自《针灸甲乙经》："目痛口僻，戾目不明，四白主之。"该穴名意指胃经经水在本穴快速气化成为天部之气。本穴物质为承泣穴传来的地部经水，其性温热，由地部流至四白时，因吸收脾土之热而在本穴快速气化，气化之气形成白雾之状充斥四周，且清晰可见，故名四白。

【位置】双目正视，瞳孔直下，当眶下孔凹陷中。

【解剖】在眶下孔处，当眼轮匝肌和上唇方肌之间。有面动、静脉分支，眶下动、静脉有面神经分支，当眶下神经处。

【主治】目赤痛痒、眼睑跳动、眩晕、结膜炎、角膜炎、近视、青光眼、三叉神经痛、鼻炎、胆道蛔虫。

【操作】直刺或斜刺0.3～0.5寸，或沿皮透刺睛明；或向外上方斜刺0.5寸入眶下孔。

3.巨髎穴

出自《针灸甲乙经》。该穴名意指胃经天部浊气化雨冷降归于地部。本穴物质为四白穴传来的天部之气，行至本穴后散热化雨冷降，而因本穴位处

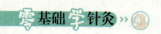

天之上部（头面的天部），降地之雨覆盖的区域大，名为之巨，又因其降地之雨细小，如从孔隙漏落一般，名为之髎，故名巨髎。

【位置】双目正视，瞳孔直下，与鼻翼下缘平齐处。

【解剖】浅层为上唇方肌，深层为犬齿肌。有面动、静脉及眶下动、静脉；布有面神经及眶下神经的分支。

【主治】口眼歪斜、眼睑跳动、鼻衄、齿痛、唇颊肿、目翳。

【操作】斜刺或平刺0.3～0.5寸。

4.地仓穴

出自《针灸甲乙经》，别名会维、胃维，中医用于调理脾胃功能的重要穴位。该穴名意指胃经地部的经水在此聚散。本穴物质为胃经上部诸穴的地部经水汇聚而成，经水汇聚本穴后再由本穴分流输配，有仓储的聚散作用，故名地仓。《黄帝内经》也说："地气通于口，食五谷必经于口，故名地仓。"

【位置】四白穴直下至嘴角平齐的地方。

【解剖】布有面神经及眶下神经的分支，深层为颊神经的末支，并有面动、静脉。

【主治】口角歪斜、流涎、胃脘痛、牙痛、眼睑跳动、面神经麻痹、三叉神经痛。

【操作】配颊车、合谷治口歪、流涎。

5.大迎穴

出自《灵枢·寒热病》，别名髓孔。该穴名意指胃经气血物质的大部分由本穴上输头部。大迎的物质由地仓穴分配而来，一支是由头面循项下走胸腹，一支由本穴上走头部。由于头部为君主之地，因而上输头部的营养其量也大、其质也精，运送亦有浩荡之势，以此得名。

【位置】下颌角前方，咬肌附着部的前缘。

【解剖】在咬肌附着部前缘，前方有面动、静脉，布有面神经分支及颊神经。

【主治】面颊部肿、腮腺炎、牙痛、牙关脱臼、牙关紧闭、面神经麻痹、面肌痉挛、颈淋巴结肿大。

【操作】避开动脉，斜刺或平刺 0.3～0.5 寸。

6.颊车穴

出自《灵枢·邪气脏腑病形》，别名曲牙、机关、鬼床、牙车。该穴名意指本穴的功用是运送胃经的五谷精微气血循经上头。本穴物质为大迎穴传来的五谷精微气血，至本穴后由于受内部心火的外散之热，气血物质循胃经输送于头，若有车载一般，故名颊车。

【位置】下颌角前上方一横指凹陷中，咀嚼时咬肌隆起最高点处。

【解剖】在下颌角前方，有咬肌；有咬肌动、静脉；布有耳大神经，面神经及咬肌神经。

【主治】牙痛、三叉神经痛、腮腺炎、咬肌痉挛、面神经麻痹、中风、失音、颈项强痛。

【操作】直刺 0.3～0.5 寸，平刺 0.5～1 寸。

7.下关穴

出自《灵枢·本输》，该穴名意指本穴对胃经上输头部的气血物质中阴浊部分有关卡作用。本穴物质为颊车穴传来的天部水湿之气，上行至本穴后，水湿之气中的重浊部分冷降归地，本穴如有对上输头部的气血精微严格把关的作用，故名下关。

【位置】颧弓与下颌切迹所形成的凹陷处。

【解剖】当颧弓下缘，皮下有腮腺，为咬肌起始部。有面横动、静脉，最深层为上颌动、静脉；正当面神经颧眶支及耳颞神经分支，最深层为下颌神经。

【主治】下颌关节炎、咬肌痉挛、中耳炎、耳鸣、耳聋、眩晕、面神经麻痹。

【操作】直刺 0.5～1 寸。

8.头维穴

出自《针灸甲乙经》，足阳明、足少阳经与阳维脉交会穴。该穴名意指本穴的气血物质有维持头部正常秩序的作用。头部为诸阳之会，要靠各条经脉不断地输送阳气及营养物质才能维持它的正常运行。胃经属多气多血之经，在输送头部的阳气中占有一定比例，对头部各项功能的正常运转起着重要作用，而胃经气血传之于头又是靠本穴传输，故名头维。

【位置】头侧部，在额角发际上 0.5 寸处，头正中线旁开 4.5 寸。

【解剖】在颞肌上缘帽状腱膜中。有颞浅动、静脉的额支；布有耳颞神经的分支及面神经额支。

【主治】头痛、眼痛、目眩、迎风流泪、眼睑跳动、视物不明、面神经麻痹、眼轮匝肌痉挛、精神分裂症。

【操作】平刺 0.5～1 寸。

9.人迎穴

出自《灵枢·本输》，别名天五会、五会。该穴名意指胃经气血由本穴向胸腹以下的身体部位传输。本穴物质为地仓穴分流传来的地部经水，其传输部位是头部以下的胸腹手足。与大迎穴传送上头的气血相比，头部为君，其所受气血为大、为尊，胸腹手足部则为民，气血物质的配送方式不同，故本穴名为人迎。

【位置】横平喉结，颈总动脉搏动处。

【解剖】有颈阔肌，在胸锁乳突肌前缘与甲状软骨接触部。有甲状腺上动脉；当颈内、外动脉分歧处，有颈前浅静脉，外为颈内静脉。布有颈皮神经，面神经颈支，深层有颈动小脉球，最深层为交感神经干，外侧有舌下神经降支及迷走神经。

【主治】咽喉肿痛、饮食难下、颈部淋巴结结核、甲状腺肿大、哮喘、低血压、高血压、头痛。

【操作】避开颈总动脉，直刺 0.3 ~ 0.8 寸。

10.水突穴

出自《针灸甲乙经》，别名水门、水天、天门。该穴名意指本穴为经水出入的门户。本穴物质为人迎穴传来的地部经水，因本穴位处颈部，是心火上炎于头面的路径之处，而本穴循经传输的地部经水多少则与上炎的心火有关，火强则水弱，火弱则水强，本穴成了胃经经水出与不出的门户，故名水门。

【位置】横平环状软骨，胸锁乳突肌前缘。

【解剖】有颈阔肌，在甲状软骨外侧，胸锁乳突肌与肩胛舌骨肌上腹的交叉点。外侧为颈总动脉；布有颈皮神经，深层为交感神经发出的心上神经及交感干。

【主治】咳逆上气、喘息不得卧、咽喉肿痛、肩肿、呃逆、瘿瘤、瘰疬。

【操作】直刺 0.3 ~ 0.5 寸。

11.气舍穴

出自《针灸甲乙经》。该穴名意指本穴为胃经经气的重要来源。本穴物质为水突穴传来的地部经水，位处颈之下部，由于其更近心室火炎之区，故其水液气化更多，所生气亦更大，为胃经之气的重要来源，故名气舍。

【位置】锁骨内侧端的上缘，在胸锁乳突肌的胸骨头与锁骨头之间。

【解剖】有颈阔肌，胸锁乳突肌起始部；有颈前浅静脉，深部为颈总动脉；布有锁骨上神经前支，舌下神经的分支。

【主治】咽喉肿痛、咳嗽、喘息、甲状腺肿大、颈部淋巴结结核、呃逆、颈项强痛、肩肿。

【操作】直刺 0.3 ~ 0.5 寸，不可深刺。

12. 缺盆穴

出自《素问·气府论》，别名天盖、尺盖。该穴名意指本穴的地部经水溃缺破散并输布人体各部。本穴物质为气舍穴外溢而来的地部经水及外散的天部之气，至本穴后，地部经水满溢外散输布四方，如水注缺破之盆的溢流之状，故名缺盆穴。

【位置】乳中线直上，在锁骨上窝正中。

【解剖】在锁骨上窝之中点，有颈阔肌，肩胛舌骨肌；上方有颈横动脉；布有锁骨上神经中支，深层正当肩丛的锁骨上部。

【主治】咳嗽气喘、咽喉肿痛、缺盆中痛、瘰疬。

【操作】直刺或斜刺 0.3 ~ 0.5 寸，孕妇禁针。

13. 气户穴

出自《针灸甲乙经》，该穴名意指本穴为胃经气血与外界交换的门户。本穴物质为缺盆穴地部传来的经水，因本穴位置较胃经上部诸穴更近心室火炎之区，流至的地部经水会更多更快地气化并由胃经传至身体其余各部，是胃经与外界气血交换的门户，故名气户。

【位置】在乳中线上，锁骨中点之下缘。

【解剖】在锁骨下方，胸大肌起始部，深层上方的锁骨下肌；有胸肩峰动、静脉分支，外上方为锁骨下静脉；为锁骨上神经，胸前神经分支分布处。

【主治】气喘、咳嗽、胸胁胀满、吐血、呃逆、胸背胁肋疼痛。

【操作】斜刺或平刺 0.5 ~ 0.8 寸。

14. 库房穴

出自《针灸甲乙经》，该穴名意指胃经气血中的五谷精微物质在此屯库。本穴物质为气户穴传来的地部经水，因胃经经水有缺盆穴的溃散、气户穴的水液气化，流至本穴的地部经水较为干枯，经水中所含的脾土微粒则因无水的承载运化而沉积于胃经所过之处，如在库房存积一般，故名库房。

【位置】在乳中线上，第1肋间隙中。

【解剖】在第1肋间隙有胸大肌、胸小肌，深层为肋间内、外肌；有胸肩峰动、静脉及胸外侧动、静脉分支；布有胸前神经分支。

【主治】咳嗽、气逆、咳唾脓血、胸胁胀痛。

【操作】斜刺0.5～0.8寸，不可深刺。

15.屋翳穴

出自《针灸甲乙经》，该穴名意指本穴有地部气化之气为胸部提供卫外屏障。本穴物质为库房穴传来的地部经水，乃库房穴地部脾土外渗之液，在本穴处受心室外传之热而气化为气，性湿浊，所处为天之下部，如胸部的卫外屏障，故名。

【位置】在乳中线上，第2肋间隙中。

【解剖】在第2肋间隙，有胸大肌、胸小肌，深层为肋间内外肌；有胸肩峰动、静脉分支；布有胸前神经分支。

【主治】咳嗽、气喘、咯血、胸腺炎、肋间神经痛、乳腺炎、乳腺增生、心绞痛。

【操作】屋翳穴斜刺0.5～0.8寸，不可深刺。

16.膺窗穴

出自《针灸甲乙经》，该穴名意指胸腔内的高温之气由此外出胃经。本穴位处乳之上、胸之旁，地部有孔隙通道与胸腔内部相通，如胸腔与体表间气血物质交流的一个窗口，故名膺窗。

【位置】在乳中线上，第3肋间隙中。

【解剖】第3肋间隙，有胸大肌，深层为肋间内、外肌；有胸外侧动、静脉；布有胸前神经分支。

【主治】咳嗽、气喘、胸胁胀痛、乳腺炎。

【操作】斜刺0.5～0.8寸,不可深刺。

17.乳中穴

出自《针灸甲乙经》,别名乳首、当乳。该穴名意指本穴为乳头标志,无他意。

【位置】位于人体的胸部,当第4肋间隙,乳头中央,距前正中线4寸。

【解剖】有胸大肌;有胸外侧动脉、静脉的分支;布有第4肋间的前皮支及外侧皮支、外侧神经分支。

【主治】能预防及改善母乳不畅,促进消化,治咳嗽、哮喘、咽喉肿痛、颈部肿大、锁骨上窝痛、乳汁分泌不足、目瘤、癫痫、产后出血、月经不调、性冷淡等。

【操作】本穴不针不灸,只作胸腹部腧穴的定位标志。《针灸甲乙经》中说:"禁不可刺灸,灸刺之,不幸生蚀疮,疮中有脓血清汁者可治,疮中有息肉若蚀疮者死。"

18.乳根穴

出自《针灸甲乙经》,该穴名意指此处穴位是乳房发育的根本。本穴物质为胃经上部经脉气血下行而来,由于气血物质中的经水部分不断气化,加之膺窗穴外传体表的心部之火,因此,本穴中的气血物质实际上已无地部经水,而是火生之土。由于本穴中的脾土微粒干硬结实,对乳上部的肌肉物质(脾土)有承托作用,是乳部肌肉承固的根本,故名乳根穴。

【位置】在乳中线上,第5肋间隙中。

【解剖】在胸大肌下部,深层有5肋间内、外肌;有肋间动脉,胸壁浅静脉;布有第5肋间神经外侧皮支,深层为肋间神经干。

【主治】咳嗽、胸痛、乳腺炎、乳汁少、噎膈、肋间神经痛、风湿性心脏病、冠心病、心绞痛。

【操作】斜刺或平刺 0.5～0.8 寸。

19.不容穴

出自《针灸甲乙经》，该穴名意指胃经的气血物质本穴不为容纳也。本穴位处乳之下部，所受气血乃胃经上部区域脾土中的外渗水液，至本穴后因无外界之热使其气化转变，其运行只是单纯的循经下传，故名不容。

【位置】在脐上 6 寸，前正中线旁开 2 寸处。

【解剖】在腹直肌及其鞘处，深层为腹横肌；有第 7 肋间动、静脉分支及腹壁上动、静脉；布有第 7 肋间神经分支处。

【主治】胃炎、胃十二指肠溃疡、胃下垂、胃扩张、食欲不振、呕血、喘咳、胸背胁痛。

【操作】直刺 0.5～0.8 寸。

20.承满穴

出自《针灸甲乙经》："肠鸣相逐，不可倾倒，承满主之。"该穴名意指胃经的地部经水在此满溢而行。本穴物质为不容穴传来的地部经水，因本穴所处为腹部肉之陷，故而地部经水为囤积之状，又因本穴肉陷也浅，经水一注即满，故名承满。

【位置】在脐上 5 寸，上脘（任脉）旁开 2 寸。

【解剖】在腹直肌及其鞘处，深层为腹横肌；有第 7 肋间动、静脉分支及腹壁上动、静脉分支；布有第 7 肋间神经分支。

【主治】胃痛、呕吐、腹胀、肠鸣、食欲不振、喘逆、吐血、胁下坚痛。

【操作】直刺 0.8～1 寸。

21.梁门穴

出自《针灸甲乙经》，该穴名意指胃经的气血物质被本穴约束。本穴物质为承满穴传来的地部经水，本穴为腹部肉之隆起（脾土堆积）处，有约束经水向下流行的作用，经水的下行是满溢之状，如跨梁而过，故名梁门。

【位置】在脐上4寸，中脘（任脉）旁开2寸。

【解剖】在腹直肌及其鞘处，深层为腹横肌；有第8肋间动、静脉分支及腹壁上动、静脉；当第8肋间神经分支处。

【主治】胃痛、呕吐、食欲不振、大便溏。

【操作】直刺0.8～1.2寸，但需注意，过饱者、肝肿大者禁针，不宜做大幅度提插。

22.关门穴

出自《针灸甲乙经》，别名关明，《素问·水热穴论》："肾者，胃之关也，关门不利，故聚水而从其类也。"关指关隘，门即门户，穴在胃脘下部，约当胃肠交界之关，如同门户，故名关门。

【位置】在脐上3寸，建里（任脉）旁开2寸。

【解剖】在腹直肌及其鞘处；有第8肋间动、静脉分支及腹壁上动、静脉分支；布有第8肋间神经分支（内部为横结肠）。

【主治】腹痛、腹胀、肠鸣、泄泻、食欲不振、水肿、遗尿。

【操作】一般直刺0.8～1.2寸。

23.太乙穴

出自《针灸甲乙经》，别名太一、泰一、泰乙。该穴名意指胃经气血在此形成强盛风气。太乙即《河图》里的中宫，脾土居中，喻腹中央为太乙，穴在胃脘下部，约当腹中央，故名太乙。

【位置】在脐上2寸，下脘（任脉）旁开2寸。

【解剖】在腹直肌及其鞘处；有第8、9肋间动、静脉分支及其腹壁下动、静脉分支；布有第8、9肋间神经分支；深部为横结肠。

【主治】癫狂、心烦不宁、胃痛、消化不良。

【操作】直刺0.8～1.2寸。

24.滑肉门穴

本穴首见于《针灸甲乙经》："滑肉门，在太乙下一寸，足阳明脉气所发。刺入八分，灸五壮。"该穴名意指胃经中的脾土微粒在风气的运化下输布人体各部。它是通利脾胃之门，故名滑肉门。

【位置】在脐上1寸，水分（任脉）旁开2寸。

【解剖】在腹直肌及其鞘处；有第9肋间动、静脉分支及腹壁下动、静脉分支；布有第9肋间神经分支；深部为小肠。

【主治】癫狂、呕吐、胃痛。

【操作】直刺0.8～1.2寸。

25.天枢穴

出自《灵枢·骨度》，大肠经的募穴，别名长溪、长谿、谷门、循际、长谷、大肠募。天即天空，枢即枢纽，脐上为天属阳，脐下为地属阴，平脐高度则相当天地间枢纽部位，穴在脐旁，故名天枢。

【位置】腹中部，脐旁2寸。

【解剖】在腹直肌及其鞘处；有第10肋间动、静脉分支及腹壁下动、静脉分支；布有第10肋间神经分支；深部为小肠。

【主治】绕脐腹痛、腹胀肠鸣、肠痈、痢疾、吐泻、肠麻痹、消化不良、痛经、月经不调、疝气、水肿、狂证。

【操作】直刺1～1.5寸，局部有酸胀感，可扩散至同侧腹部。孕妇不可灸。

26.外陵穴

出自《针灸甲乙经》："外陵，在天枢下、大巨上，足阳明脉气所发。"外与里相对，陵即山陵，穴位局部隆起，对腹内说如同在外之山陵，故名外陵。

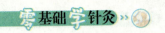

【位置】在天枢下1寸,阴交(任脉)旁开2寸。

【解剖】在腹直肌及其鞘处;第10肋间动、静脉分支及腹壁下动、静脉分支;布有第10肋间神经分支。

【主治】腹痛、疝气、月经痛、心如悬、引脐腹痛。

【操作】直刺1~1.5寸。

27.大巨穴

出自《针灸甲乙经》,别名腋门、液门、掖门。大为小之对,巨即巨大,穴在腹部最大隆起处,故名大巨。

【位置】在脐下2寸,前正中线旁开2寸。

【解剖】在腹直肌及其鞘处;有第11肋间动、静脉分支,外侧为腹壁下动、静脉;布有第11肋间神经;深部为小肠。

【主治】小腹胀满、疝气、小便不利、遗精、早泄、腹直肌痉挛、肠梗阻、膀胱炎、尿潴留。

【操作】直刺1~1.5寸,局部酸胀,针感向下放散。

28.水道穴

出自《针灸甲乙经》,别名胞门、子户。水即水液,道即道路,穴位深部相当于小肠并靠近膀胱,属下焦,为水道之所出,善治各种水肿病,故名水道。

【位置】在脐下3寸,前正中线旁开2寸。

【解剖】在腹直肌及其鞘处;有第11肋间动、静脉分支,外侧为腹壁下动、静脉;布有第12肋间神经;深部为小肠。

【主治】小腹胀满、疝气、小便不利、肾炎、膀胱炎、睾丸炎、尿潴留、子宫脱垂、卵巢炎。

【操作】直刺1~1.5寸。

29. 归来穴

出自《针灸甲乙经》："归来，一名溪穴，在水道下二寸。"别名溪穴、豁穴。归即归回，来即到来，本穴善治子宫脱垂、奔豚和疝气等，有返本归根、理复还纳之功，故名归来。

【位置】在下腹部，当脐中下4寸，距前正中线2寸。

【解剖】在腹直肌外缘，有腹内斜肌，腹横肌腱膜；外侧有腹壁下动、静脉；布有髂腹下神经。

【主治】少腹疼痛、疝气、经闭、白带、卵巢炎、子宫内膜炎、子宫脱垂、腹股沟疝、睾丸炎。

【操作】直刺1~1.5寸，孕妇禁针。

30. 气冲穴

出自《素问·骨空论》，别名气街，是足阳明胃经、冲脉的交会穴，冲脉的起点。气指经气，冲指冲要，穴在气街部位，当冲脉起始部，为经气之要道，故名气冲。

【位置】在天枢下5寸，曲骨（任脉）旁开2寸。

【解剖】在耻骨结节外上方，有腹外斜肌腱膜，在腹内斜肌、腹横肌下部；有腹壁浅动、静脉分支，外壁为腹壁下动、静脉；布有髂腹股沟神经。

【主治】外阴肿痛、腹痛、疝气、月经不调、不孕、胎产诸疾、阳痿、阴茎肿痛。

【操作】气冲所处位置，男子约当精索、女子约为子宫圆韧带处，且靠近动脉，故宜慎刺少灸。直刺0.5~1寸。

31. 髀关穴

出自《灵枢·经脉》。髀指大腿，关即机关（此指髋关节），穴在大腿髋关节附近，故名髀关。

【位置】在髂前上棘与髌骨外缘的连线上，平臀沟处。

【解剖】在缝匠肌和阔筋膜张肌之间；深层有旋股外侧动、静脉分支；布有股外侧皮神经。

【主治】腰腿疼痛、筋急不得屈伸、下肢瘫痪、足麻木、腹股沟淋巴结炎、膝关节疼痛、股外侧皮神经炎。

【操作】直刺1～2寸，局部酸胀，可向股外侧部扩散，以治股外侧皮神经炎。

32.伏兔穴

出自《灵枢·经脉》，别名外勾、外丘。伏即俯伏，兔即兔子，穴位局部肌肉隆起，在特定体位下形如伏兔，故名伏兔。《针灸大成》谓："膝上六寸起肉处，正跪坐而取之，以左右各三指按捺，上有肉起如兔之状。"

【位置】在髌骨外上缘上6寸，当髂前上棘与髌底外侧端的连线上。

【解剖】穴位下穿过皮肤为浅筋膜、深筋膜，以及股直肌，进入股中间肌内。支配该皮区的神经包括股前皮神经以及股外侧皮神经。深层肌内分布有股神经的肌支以及股深动脉，静脉发出的旋股外侧动、静脉的分支。

【主治】腰膝寒冷麻痹、脚气、腰胯疼痛、疝气、腹胀、下肢瘫痪、股外侧皮神经炎、膝关节疼痛。

【操作】直刺1～2寸，局部有酸胀感，可传至膝部，但不能刺激过强，以免损伤肌肉、筋膜。

33.阴市穴

出自《针灸甲乙经》，别名阴鼎。阴为阳之对，指寒证，市是集聚之意，穴位居下，易为寒湿所聚，故名阴市。

【位置】在髌底上3寸，当髂前上棘与髌骨底外缘的连线上。

【解剖】浅层布有股神经前皮支和股外侧皮神经；深层布有旋股外侧动、静脉的降支和股神经肌支。

【主治】腿膝麻痹酸痛、屈伸不利、下肢不遂、腰痛、寒疝、腹胀腹痛。

【操作】直刺 1～1.5 寸，局部有酸胀感，可扩散至膝关节周围。

34.梁丘穴

出自《针灸甲乙经》，别名跨骨、鹤顶，足阳明胃经的郄穴。梁指堰堤，丘即土丘，此将髌骨喻为堰堤，膝上隆起肌肉比作土丘，穴在堰堤上边的小丘之中，故名梁丘。

【位置】在髌底上 2 寸，当髂前上棘与髌骨外上的连线上。

【解剖】在股直肌和股外侧肌之间；有旋股外侧动脉降支；布有股前皮神经，股外侧皮神经。

【主治】膝肿、膝痛、下肢不遂、急性胃炎、胃痛、乳腺炎、乳痛。

【操作】直刺 1～1.5 寸，局部有酸胀感，扩散至膝关节。

35.犊鼻穴

出自《灵枢·本输》，俗称外膝眼。犊即小牛，鼻即鼻子，穴在髌韧带之侧，韧带形似小牛之鼻，故名犊鼻。《医宗金鉴》记载，"此处陷中两旁有空，状如牛鼻"，因名犊鼻。

【位置】屈膝，髌骨下缘，髌韧带外侧凹陷中。

【解剖】在髌韧带外缘；有膝关节动、静脉网；布有腓肠外侧皮神经及腓总神经关节支。

【主治】膝关节疼痛、脚气、下肢瘫痪。现多用于下肢瘫痪，膝关节及其周围软组织疾患等。

【操作】向后内斜刺 0.5～1 寸。

36.足三里穴

出自《灵枢·本输》，别名鬼邪、下三里、下陵、三里，足阳明胃经五输穴的合穴，胃的下合穴。足即下肢，三里即三寸，穴在膝下 3 寸，故名足

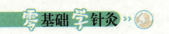

三里。足三里主治范围相当广泛，尤其对胃病、肠腑病、经脉病及与胃有关的脏腑组织病变具有良好的疗效。

【位置】犊鼻下3寸，距胫骨前嵴1横指处。

【解剖】浅层有腓肠外侧皮神经分布；深层有腓深神经肌支和胫前动脉分布；小腿骨间膜深面有胫神经和胫后动脉经过并分布。

【主治】膝胫酸痛、下肢不遂、脚气、急慢性胃炎、胃十二指肠溃疡、急慢性胰腺炎、肝炎、消化不良、急慢性肠炎、痢疾、阑尾炎、便秘、水肿、休克、神经性头痛、高血压、癫痫、神经衰弱、精神分裂症、动脉硬化、哮喘、坐骨神经痛、乳腺炎、头晕、耳鸣、鼻疾、心悸、气短、中风、产后血晕、体虚羸瘦。

【操作】直刺1～2寸，局部有酸胀感。

37.上巨虚穴

出自《灵枢·本输》，别名巨虚上廉、上廉、巨虚、足上廉。上即上方，巨即巨大，虚即中空、空隙，胫、腓骨之间形成较大间隙，穴在此空隙之上方，故名上巨虚。

【位置】足三里下3寸，胫骨前缘旁开1横指。

【解剖】在胫骨前肌中；有胫前动、静脉；布有腓肠外侧皮神经及隐神经的分支，深层当腓深神经。

【主治】中风瘫痪、脚气、痢疾、肠鸣、泄泻、便秘、阑尾炎。

【操作】直刺1～1.5寸。

38.条口穴

出自《针灸甲乙经》："条口，在下廉上一寸，足阳明脉气所发，刺入八分，灸三壮。"条即长条，口即空隙，此穴位于胫腓骨间的长条空隙之中，故名条口。

【位置】足三里下5寸，胫骨前缘旁开1横指。

【解剖】在犊鼻与解溪的连线上,在胫骨前肌中;有胫前动、静脉;布有腓肠外侧皮神经及隐神经的分支,深层当腓深神经。

【主治】小腿冷痛或麻痹、转筋、膝关节炎、脘腹疼痛、肩关节周围炎。

【操作】直刺1~1.5寸,深刺可透承山,局部有酸胀沉重感,可扩散至小腿足背。

39.下巨虚穴

出自《灵枢·本输》,别名下林、足下廉,小肠的下合穴。下即下方,巨即巨大,虚即中空、空隙,胫、腓骨间形成较大间隙,穴在此空隙之下方,故名下巨虚。本穴与上巨虚、下巨虚、条口同在一条缝隙之中,上巨虚在缝隙上端,下巨虚在缝隙下端,条口位于正中,三穴主治相似。

【位置】足三里下6寸,胫骨前缘旁开1横指。

【解剖】在胫骨前肌与趾长伸肌之间,深层为胫长伸肌;有胫前动、静脉;布有腓浅神经分支,深层为腓深神经。

【主治】下肢瘫痪、小腹痛、腰脊痛、隐睾丸、乳腺炎、痢疾、急慢性肠炎。

【操作】直刺1~1.5寸,深刺可透承山,局部有酸胀沉重感,可扩散至小腿足背。

40.丰隆穴

出自《灵枢·根结》:"足阳明根于厉兑,溜于冲阳,注于下陵,入于人迎,丰隆也。"丰即丰富,隆即隆起,足阳明脉谷气充足,气血旺盛,至此溢入大络,故名丰隆。它是足阳明胃经络穴,善调脾胃之气,脾为生痰之源,故本穴既可调太阴以运化水湿,又可泻阳明以去火热,广泛用于治疗痰湿内蕴、痰火上扰之病症。

【位置】从外踝前缘平齐外踝尖处,到外膝眼连线的1/2处。

【解剖】在趾长伸肌外侧和腓骨短肌之间;有胫前动脉分支;当腓浅神

经处。

【主治】下肢酸痛及痿痹、痰多、胸痛、哮喘、头痛、头晕、咽喉肿痛、大便难、癫狂、神经衰弱、高血压、支气管炎、支气管哮喘、腓肠肌痉挛。

【操作】直刺1～1.5寸。

41.解溪穴

出自《灵枢·本输》，别名草鞋带、鞋带。解即分解，指踝关节，溪即沟溪，指体表较小的凹陷，解溪穴在踝关节前陷中，故名。它是足阳明经之经穴，乃经气旺盛之处，配五行属火，泻之既可清阳明经热，又可泻阳明胃火，故可用于胃肠积热、腑气不通所引起的腹胀、便秘等症。

【位置】足背踝关节横纹的中央，两筋之间的凹陷处。

【解剖】在拇长伸肌腱与趾长伸肌腱之间；有胫前动、静脉；浅部当腓浅神经，深层当腓深神经。

【主治】下肢痿痹、头面浮肿、面赤、目赤、头痛眩晕、眉棱骨痛、腹胀、便秘、胃热、神经性头痛、消化不良、胃炎、肠炎、癫痫、面神经麻痹、胃下垂、踝关节肿痛。

【操作】直刺0.5～1寸。

42.冲阳穴

足阳明胃经的原穴，出自《灵枢·本输》："胃出于厉兑……过于冲阳，冲阳，足跗上五寸陷者中也，为原，摇足而得之。"别名会原、会骨、跗阳、会涌、会屈，冲指冲要、冲动，阳为阴之对，此指足背，穴在足背动脉搏动处，故名冲阳。

【位置】足背最高点，可扪及足背动脉搏动处。

【解剖】在趾长伸肌腱外侧；有足背动、静脉及足背静脉网；当腓浅神经的足背内侧皮神经第二支本干处，深层为腓深神经。

【主治】足痿无力、脚背红肿、胃痛腹胀、食欲不振、面神经麻痹、牙痛、面肿、癫痫、脉管炎。

【操作】避开动脉，直刺 0.3～0.5 寸，局部酸痛。

43.陷谷穴

足阳明胃经五输穴之输穴，出自《灵枢·本输》，别名陷骨。陷即下陷，指自高入下，谷即山谷，指体表较大凹陷，穴在跖骨间隙中，经气从上而下，故名陷谷。

【位置】足背第 2、3 跖趾关节后凹陷中。

【解剖】有第 2 跖骨间肌，有足背静脉网，布有足背内侧皮神经。

【主治】面浮身肿、目赤肿痛、肠鸣腹痛、热病、足背肿痛。

【操作】直刺或斜刺 0.3～0.5 寸，局部有酸胀感，或扩散至足背。

44.内庭穴

足阳明胃经五输穴之荥穴，出自《灵枢·本输》。内即里边，庭指庭院，对厉兑来说，本穴犹如门内的庭院，故名内庭。本穴具有清经热、降胃火的作用，多用于胃火炽盛及阳明热炽、循经上扰的头面、咽喉、口齿、鼻疾患。

【位置】足背第 2、3 趾间缝纹端。

【解剖】有足背静脉网；有足背内侧皮神经第 2 支分出的趾背神经分支。

【主治】足背肿痛、牙痛、口㖞、咽喉肿痛、鼻衄、腹痛腹胀、泄泻、痢疾、热病、急慢性胃肠炎、牙龈炎、趾跖关节痛。

【操作】直刺或斜刺 0.5～0.8 寸，局部有酸胀感。

45.厉兑穴

足阳明胃经五输穴之井穴，出自《灵枢·本输》："胃出于厉兑，厉兑者，足大趾内次趾之端也，为井金。"厉指胃，兑代表门，对内庭来说，厉兑穴有如胃经之门户，胃为水谷之海，纳食须以口，本穴主治口噤、口僻，以及相关疾患，故名。

【位置】第2趾外侧，距趾甲角约0.1寸的甲根处。

【解剖】有趾背动脉形成的动脉网，布有腓浅神经的足背支。

【主治】足痛、足胫寒冷、面肿、口歪、牙痛、鼻衄、鼻流黄涕、胸腹胀满、热病、癫狂、精神分裂症、神经衰弱、消化不良、鼻炎、齿龈炎、扁桃体炎。

【操作】浅刺0.1寸，或用三棱针点刺出血。

第九节　足少阳胆经

简称胆经，与足厥阴肝经相为表里。《灵枢·经脉》："胆足少阳之脉，起于目锐眦，上抵头角，下耳后，循颈行手少阳之前，至肩上，却交出手少阳之后，入缺盆；其支者，从耳后入耳中，出走耳前，至目锐眦后；其支者，别锐眦，下大迎，合于手少阳，抵于䪼，下加颊车，下颈、合缺盆，以下胸中，贯膈，络肝，属胆，循胁里，出气街，绕毛际，横入髀厌中；其直者，从缺盆下腋，循胸过季胁，下合髀厌中，以下循髀阳，出膝外廉，下外辅骨之前，直下抵绝骨之端，下出外踝之前，循足跗上，入小指次指之间；其支者，别跗上，入大指之间，循大指歧骨内出其端，还贯爪甲，出三毛。"据《针灸甲乙经》《医宗金鉴》等书载，记有瞳子髎、听会、上关、颔厌、悬颅、悬厘、曲鬓、率谷、天冲、浮白、头窍阴、完骨、本神、阳白、头临泣、目窗、正营、承灵、脑空、风池、肩井、渊腋、辄筋、日月、京门、带脉、五枢、维道、居髎、环跳、风市、中渎、膝阳关、阳陵泉、阳交、外丘、光明、阳辅、悬钟、丘墟、足临泣、地五会、侠溪、足窍阴等共44穴。其中15穴分布在下肢的外侧面，29穴在臀、侧胸、侧头部。

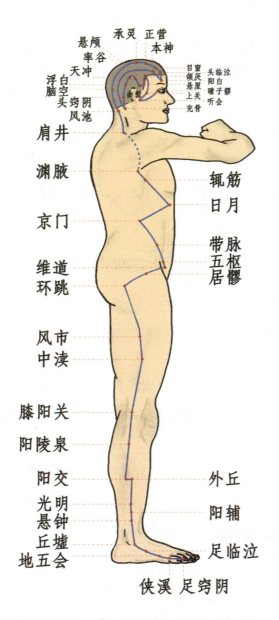

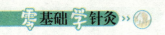

1. 瞳子髎穴

出自《针灸甲乙经》:"瞳子髎,在目外去眦五分,手太阳、手足少阳之会,刺入三分,灸三壮。"别名目外眦、目瞳子、后曲、太阳、前关、前间、鱼尾。瞳子,指眼珠中的黑色部分,为肾水所主之处,此指穴内物质为肾水特征的寒湿水气;髎,孔隙也,穴在小眼角外缘骨隙中,横对瞳孔,故名瞳子髎。

【位置】目外眦外方约0.5寸,眶骨外侧缘凹陷中。

【解剖】有眼轮匝肌,深层为颞肌;当颧眶动、静脉分布处;布有颧面神经与颧颞神经,及面神经的颞额支。

【主治】目赤、目痛、角膜炎、视网膜出血、屈光不正、近视、视神经萎缩、三叉神经痛、面神经麻痹。

【操作】向后平刺或斜刺0.3~0.5寸,局部有胀痛感,或用三棱针点刺出血。

2. 听会穴

出自《针灸甲乙经》:"听会,在耳前陷者中,张口得之,动脉应手。"别名耳门、听呵、后关、听河、机关。听即听觉,会指聚会,此穴在耳前,故名听会。

【位置】耳屏间切迹前,下颌骨髁状突的后缘,张口取穴。

【解剖】深层有颞浅动、静脉和面神经丛等;浅层布有耳颞神经和耳大神经。

【主治】耳鸣、耳聋、齿痛、中耳炎、咀嚼肌痉挛、面神经麻痹、头痛、半身不遂。

【操作】张口,直刺0.5~0.8寸。

3.上关穴

出自《灵枢·本输》："刺上关者,呿不能欠。"别名客主人、客主、容主,手少阳三焦经、足少阳胆经、足阳明胃经的交会穴,上,与下对言。关,意指关键之处。此穴在颧弓之上缘,足阳明胃经下关穴之上,故名上关。

【位置】颧骨弓上缘,张口时耳前有凹陷处。

【解剖】在颞肌中;有颧眶动、静脉;布有面神经的颧眶支及三叉神经小分支。

【主治】耳鸣、耳聋、中耳炎、齿痛、偏头痛、面神经麻痹、抽搐、惊痫。

【操作】直刺0.3～0.5寸,局部有酸胀感,不宜过深。可灸,艾炷灸3～5壮,艾条灸10～20分钟。

4.颔厌穴

手少阳三焦经、足少阳胆经、足阳明胃经的交会穴,出自《针灸甲乙经》:"颔厌,在曲周、颞颥上廉,手少阳、足阳明之会。"颔即下颔,厌指顺从,此穴在颞颥部,随咀嚼顺从下颔运动,故名颔厌。

【位置】鬓发中当头维(足阳明经)与曲鬓连线的上1/4与下3/4的交点处。

【解剖】在颞肌中;有颞浅动、静脉额支;布有耳颞神经颞支。

【主治】头痛、眩晕、目外眦痛、齿痛、耳鸣、惊痫。

【操作】平刺0.5～0.8寸;可灸。

5.悬颅穴

出自《灵枢·寒热病》:"足阳明有挟鼻入于面者,名曰悬颅。"别名耳前角下、髓空、髓孔、髓中。手少阳三焦经、足少阳胆经、足阳明胃经的交会穴,悬即悬挂,颅即头颅,此穴在颞颥部,如悬挂在头颅之两侧,故名悬颅。

【位置】 头维至曲鬓沿发际弧形连线中点。

【解剖】 在颞肌中；有颞浅动、静脉额支；布有耳颞神经颞支。

【主治】 偏头痛、三叉神经痛、面肿、目外眦痛、角膜炎、齿痛、鼻衄。

【操作】 向后平刺0.5～0.8寸。

6.悬厘穴

手少阳三焦经、足少阳胆经、足阳明胃经的交会穴，出自《针灸甲乙经》："悬厘，在曲周颞颥下廉。"悬，有系挂之义；厘，与氂通，是长毛与强屈之毛，象穴在强屈之鬓慢长毛处。穴在耳郭外斜上角，悬于头部，与悬颅分曲角上下之别，差之毫厘，相隔如山；鬓毛常强之使屈，悬之不使下垂，穴当其处，故名悬厘。

【位置】 鬓角之上际，悬颅与曲鬓的中点。

【解剖】 在颞肌中，有颞浅动、静脉额支，布有耳颞神经颞支。

【主治】 偏头痛、面肿、目外眦痛、齿痛。

【操作】 向后平刺0.5～0.8寸。

7.曲鬓穴

中医针灸穴位之一，出自《针灸甲乙经》："曲鬓，在耳上入发际，曲隅陷者中，鼓颔有空。"别名曲发。曲即弯曲，鬓即鬓发，此穴在耳上鬓发边际的弯曲处，故名曲鬓。

【位置】 耳前鬓发后缘直上，平耳尖正上方的发际处。

【解剖】 在颞肌中，有颞浅动、静脉额支，布有耳颞神经颞支。

【主治】 偏头痛、三叉神经痛、颌颊痛、齿痛、目赤肿痛、视网膜出血、失音、项强。

【操作】 向后平刺0.5～0.8寸，局部有胀重感。

8.率谷穴

足太阳膀胱经、足少阳胆经的交会穴,出自《针灸甲乙经》:"率谷,在耳上入发际一寸五分,嚼而取之。"别名率骨、蟀谷、耳尖。率即统率,谷即山谷,此穴在耳上,为以"谷"命名诸穴的最高者,如诸谷之统率,故名率谷。

【位置】耳郭尖上方,角孙之上,入发际1.5寸处。

【解剖】浅层有耳颞神经、枕大神经和颞浅动脉分布;深层有下颌神经肌支分布。

【主治】头痛、眩晕、呕吐、小儿惊风。

【操作】平刺0.5～0.8寸,局部有胀重感。

9.天冲穴

足太阳膀胱经、足少阳胆经的交会穴,出自《针灸甲乙经》:"天冲,在耳上如前三分。"别名天衢。天即天空,指头部,冲即冲要,此穴在头部两侧,为本经循行的冲要处,故名天冲。

【位置】耳郭根后上方,入发际2寸,率谷后约0.5寸处。

【解剖】在耳后动、静脉,布有耳大神经分支。

【主治】头痛、齿龈肿痛、癫痫、惊恐、瘿气。

【操作】平刺0.5～0.8寸,局部有胀重感。

10.浮白穴

中医针灸穴位之一,足太阳膀胱经、足少阳胆经的交会穴,出自《素问·气穴论》:"目瞳子浮白二穴。"浮即浮浅,白指明白,此穴位于体表浮浅部位,有清头明目之功,故名浮白。

【位置】耳后乳突后上方,天冲与头窍阴的弧形连线的中点。

【解剖】有耳后动、静脉分支,布有耳大神经之分支。

【主治】头痛、颈项强痛、耳鸣、耳聋、齿痛、瘰疬、瘿气、臂痛不举、足痿不行。

【操作】平刺0.5～0.8寸，局部有胀重感。

11.头窍阴穴

出自《针灸甲乙经》："窍阴，在完骨上，枕骨下，摇动应手。"足太阳膀胱经、足少阳胆经的交会穴，别名枕骨、首窍阴、窍阴。头即头部，窍即孔窍，阴为阳之对，开窍于耳目的肾和肝均属阴脏，此穴在头部耳后，善治耳目诸病，故名头窍阴。

【位置】乳突后上方，浮白与完骨的连线中点。

【解剖】皮肤、皮下组织、帽状腱膜；穴区内有枕小神经和耳大神经，深层有耳后神经和耳后动脉分布。

【主治】头痛、眩晕、颈项强痛、胸胁痛、口苦、耳鸣、耳聋、耳痛。

【操作】平刺0.5～0.8寸，局部有胀重感。

12.完骨穴

足少阳胆经的常用腧穴之一，足太阳膀胱经、足少阳胆经的交会穴，出自《素问·气穴论》："完骨二穴。"完骨即颞骨乳突，此穴在耳后颞骨乳突下缘，故名完骨。《灵枢·骨度》："耳后当完骨者，广九寸。"

【位置】在头部，当耳后乳突的后下方凹陷处。

【解剖】在胸锁乳突肌附着部上方；浅层有耳后动、静脉的分支，深层有颈深动、静脉；有枕小神经本干。

【主治】头痛、颈项强痛、颊肿、喉痹、龋齿、口眼歪斜、癫痫、疟疾。

【操作】直刺0.5～0.8寸，局部酸胀感明显，易向周围扩散。

13.本神穴

足少阳胆经、阳维脉的交会穴，出自《针灸甲乙经》："本神，在曲差两旁各一寸五分。"本即根本，神即神志，此穴在前发际神庭旁，内为脑之所在，脑为元神之府，主神志，为人之根本，故名本神。

【位置】前发际上0.5寸，督脉旁开3寸。

【解剖】在额肌中，布有眶上动、静脉和眶上神经以及颞浅动、静脉额支。

【主治】头痛、目眩、癫痫、小儿惊风、颈项强痛、胸胁痛、半身不遂。现代多用于治疗神经性头痛、齿龈炎、眶上神经痛、胸胁痛、脑卒中、中风后遗症等。

【操作】平刺0.5～0.8寸，局部有胀重感。

14.阳白穴

足少阳胆经、阳维脉的交会穴，出自《针灸甲乙经》："阳白，在眉上一寸直瞳子。"阳为阴之对，白指光明，前额为阳，穴在前额眉上方，有明目之功，故名阳白。

【位置】前额，目正视，瞳孔直上，眉上1寸。

【解剖】在额肌中，有额动、静脉，布有额神经外侧支。

【主治】头痛、目眩、目痛、外眦疼痛、雀目。现代常用于治疗眼科疾病、面神经麻痹或面肌痉挛、眶上神经痛等。

【操作】平刺0.5～0.8寸，局部有酸胀感，向周围扩散。

15.头临泣穴

足太阳膀胱经、足少阳胆经、阳维脉的交会穴，出自《针灸甲乙经》："临泣，当目上眦直入发际上五分陷者中。"别名临泣、目临泣。头即头部，临指治理，泣即泪水，此穴在头部，可治理眼疾而控制泪水，故名头临泣。

【位置】目正视，瞳孔直上，入前发际0.5寸。

【解剖】在额肌中，有额动、静脉，布有额神经内、外支会合支。

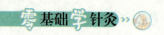

【主治】头痛、目痛、结膜炎、角膜白斑、鼻窦炎、小儿惊厥、热病、癫痫。

【操作】平刺 0.5～0.8 寸，局部有酸胀感，或向周围扩散。

16.目窗穴

足少阳胆经、阳维脉的交会穴，出自《针灸甲乙经》："目窗，一名至营，在临泣后一寸。"别名至营、至宫、至荣。目即眼睛，窗即窗户，此穴在头部眼目的上方，善治眼疾，犹如明目之窗，故名目窗。

【位置】头临泣后 1 寸，在头临泣与风池的连线上。

【解剖】在帽状腱膜中，有颞浅动、静脉额支，布有额神经内、外侧支会合支。

【主治】头痛、目眩、目赤肿痛、远视、近视、面浮肿、上齿龈肿、小儿惊痫。

【操作】平刺 0.5～0.8 寸，局部有酸胀感，或向周围扩散。

17.正营穴

足少阳胆经、阳维脉之交会穴，出自《针灸甲乙经》："正营，在目窗后一寸。"正营是惶恐不安的意思，本穴善治惶恐不安等神志病，故名正营。现代多用于治疗神经性头痛、齿龈炎等。

【位置】目窗后 1 寸，在头临泣与风池的连线上。

【解剖】在帽状腱膜中；有颞浅动、静脉顶支和枕动、静脉吻合网；布有额神经和枕大神经的会合支。

【主治】头痛、头晕、目眩、唇吻强急、齿痛。

【操作】平刺 0.5～0.8 寸，局部有酸胀感，或向周围扩散。

18.承灵穴

足少阳胆经、阳维脉的交会穴，出自《针灸甲乙经》："承灵，在正营后一寸五分。"承即下受上，灵即神灵，脑主神灵，故脑上顶骨又称天灵骨，此穴在其外下方，故名承灵。

【位置】头部，前发际上4寸，瞳孔直上。

【解剖】在帽状腱膜中，有枕动、静脉分支，布有枕大神经之支。

【主治】头痛、眩晕、目痛、鼻渊、鼻衄、鼻窒、多涕。

【操作】平刺0.5～0.8寸，局部有酸胀感，或向周围扩散。

19.脑空穴

足少阳胆经、阳维脉的交会穴，出自《针灸甲乙经》："脑空，一名颞颥，在承灵后一寸五分，侠玉枕骨下陷者中。"脑即脑髓，空即空窍，此穴在枕骨外侧，内通脑窍，善治脑病，故名脑空。

【位置】风池直上，横平枕外隆凸的上缘。

【解剖】在枕肌中，布有枕大神经，枕动、静脉，面神经耳后支。

【主治】头痛、颈项强痛、目眩、目赤肿痛、鼻塞、鼻痛、耳聋、癫痫、惊悸、热病。

【操作】平刺0.5～0.8寸，局部有酸胀感，或向周围扩散。

20.风池穴

最早见于《灵枢·热病》，别名热府，足少阳经、阳维脉的交会穴。风即风邪，池即池塘，此穴在枕骨下，局部凹陷如池，常为风邪侵入处，也是祛风之要穴，故名风池。

【位置】风府旁，胸锁乳突肌和斜方肌上端之间的凹陷处。

【解剖】在胸锁乳突肌与斜方肌上端附着部之间的凹陷中，深层为头夹肌；有枕动、静脉分支；布有枕小神经之支。

【主治】头痛眩晕、颈项强痛、目赤肿痛、视神经萎缩、鼻窦炎、耳鸣、高血压、中风、半身不遂、脑动脉硬化、面神经麻痹、感冒、颈肌痉挛、肩周炎。

【操作】向鼻尖方向直刺0.5~1寸。

21.肩井穴

出自《针灸甲乙经》："肩井，在肩上陷者中，缺盆上大骨前。"别名膊井、髆井、肩解。手少阳三焦经、足少阳胆经、足阳明胃经、阳维脉的交会穴。肩，颈项之下；凹陷深处曰井。此穴在肩部，当缺盆直上之凹陷处，以其穴居肩上之凹陷，喻经气深聚之所，故名肩井。

【位置】大椎与肩峰连线的中点。

【解剖】有斜方肌，深层为肩胛提肌与冈上肌；有颈横动、静脉分支；布有腋神经分支，深层上方为桡神经。

【主治】肩背痹痛、手臂不举，颈项强痛、颈部淋巴结结核、乳腺炎、中风、难产、疝气、高血压、脑卒中、功能性子宫出血、小儿麻痹后遗症。

【操作】直刺0.5~0.8寸，局部酸胀感明显，深部正当肺尖，不可深刺，孕妇禁针。

22.渊腋穴

出自《灵枢·经脉》："脾之大络，名曰大包，出渊腋下三寸，布胸胁。"别名泉腋、泉液。渊者，深也；腋，指腋窝，腋深如渊，此穴在其下，故名渊腋。

【位置】当腋中线上，第4肋间隙中。

【解剖】浅层有第4肋间神经外侧皮支分布，深层有胸长神经和胸外侧动脉分布。

【主治】胸满、胁痛、腋下肿、臂痛不举。

【操作】斜刺或平刺0.5~0.8寸，渊腋近于心肺，不宜深刺。

23.辄筋穴

足太阳膀胱经、足少阳胆经的交会穴,出自《针灸甲乙经》:"辄筋,在腋下三寸,复前行一寸,著胁。"别名神光、胆募。辄原指车两旁靠板,筋即筋肉,此穴当胸胁筋骨之间,故名辄筋。

【位置】渊腋前1寸,第4肋间隙中。

【解剖】在胸大肌外缘,有前锯肌,肋间内、外肌;有胸外侧动、静脉;布有第4肋间神经外侧皮支。

【主治】胸胁痛、喘息、呕吐、吞酸、臃肿、肩臂痛。

【操作】斜刺或平刺0.5~0.8寸,不可深刺,以免伤及脏器。

24.日月穴

是胆的募穴,足太阴脾经、足少阳胆经的交会穴,出自《脉经》:"胆俞在背第十椎,募在日月。"别名神光、胆募。日即太阳,月即月亮,日为阳,指胆,月为阴,指肝,此穴为治肝胆的要穴,故名日月。

【位置】乳头直下,第7肋间。

【解剖】有肋间内、外肌,肋下缘有腹外斜肌腱膜,腹内斜肌,腹横肌;有肋间动、静脉;布有第7或第8肋间神经。

【主治】胁肋疼痛,胃脘痛,呃逆、呕吐、黄疸、急慢性肝炎、胆囊炎、胃溃疡。

【操作】斜刺或平刺0.5~0.8寸,不可深刺,以免伤及内部重要脏器。

25.京门穴

肾的募穴,出自《脉经》:"肾俞在背第十四椎,募在京门。"别名气府、气俞。京同"原",门即门户,此穴为肾募,肾主一身之原气,此为原气募集之处,故名京门。

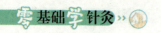

【位置】第12肋骨游离端下际处。

【解剖】有腹内、外斜肌及腹横肌；有第11肋间动、静脉；布有第11肋间神经。

【主治】胁痛、腹胀、腰痛、泄泻、小便不利、水肿、肋间神经痛、肾炎、高血压。

【操作】直刺0.5～1寸。

26.带脉穴

足少阳胆经、带脉二经交会穴，据《素问·气府论》王冰注及《针灸甲乙经》记载，带脉交会于足少阳经的带脉、五枢、维道。

【位置】第11肋端直下平脐处。

【解剖】浅层有第9、10、11胸神经前支的外侧皮支和伴行的动、静脉；深层有第9、10、11胸神经前支的肌支和相应的动、静脉。

【主治】腹痛、腰胁痛、月经不调、子宫内膜炎、附件炎、盆腔炎、带状疱疹。

【操作】直刺1～1.5寸。

27.五枢穴

中医针灸穴位之一，足少阳胆经、带脉的交会穴，出自《针灸甲乙经》："五枢，在带脉下三寸，一曰在水道旁一寸五分。"五为数字，为中数，枢即枢纽，少阳为枢，此穴在人身中部的枢要之处，故名五枢。

【位置】腹侧髂前上棘之前0.5寸，约平脐下3寸处。

【解剖】有腹内、外斜肌及腹横肌；有旋髂浅、深动、静脉；布有髂腹下神经。

【主治】阴挺、赤白带下、月经不调、疝气、少腹痛、便秘、腰胯痛。

【操作】直刺1～1.5寸，局部有胀重感。

28.维道穴

足少阳胆经、带脉的交会穴,出自《针灸甲乙经》:"维道,一名外枢,在章门下五寸三分。"别名外枢。维即维系,道即轨道,此穴属足少阳,交会于带脉,有如维系诸经的轨道,故名维道。

【位置】五枢穴前下方0.5寸。

【解剖】浅层有肋下神经前皮支、髂腹下神经皮交和旋髂浅动、静脉分布;深层有髂腹下神经和髂腹股沟神经分布,并有股外侧皮神经干经过。

【主治】少腹痛、腰胯痛、水肿、疝气、月经不调、子宫脱垂、附件炎、盆腔炎、肾炎、阑尾炎。

【操作】向前下方斜刺0.8~1.5寸,局部酸胀。

29.居髎穴

足少阳胆经、阳跷脉的交会穴,出自《针灸甲乙经》:"居髎,在章门下八寸三分,监骨上陷者中。"居即居处,髎即骨隙,此穴居髋部陷处,故名居髎。

【位置】髂前上棘与股骨大转子之最高点连线的中点处。

【解剖】有臀中肌,臀小肌;有臀上动、静脉下支;布有臀上皮神经及臀上神经。

【主治】腰腿痹痛、瘫痪、足痿、疝气。

【操作】直刺1~1.5寸。

30.环跳穴

足少阳胆经、足太阳膀胱经的交会穴,别名钚銚、枢中、髀厌、髀枢、髋骨、分中、环谷,出自《针灸甲乙经》:"环跳,在髀枢中,侧卧伸下足屈上足取之。"环即环曲,跳即跳跃,此穴在臀部,当下肢环曲呈跳跃式时取穴,故名环跳。

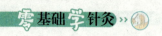

【位置】侧卧屈股姿势取穴，股骨大转子高点与骶管裂孔连线的外1/3和内2/3交接处。

【解剖】浅层有臀下皮神经、髂腹下神经、臀上皮神经和股外侧皮神经分布，深层有坐骨神经干经过，并有臀下神经和臀下动脉分布。

【主治】腰胯疼痛、下肢痿痹、膝踝肿痛、半身不遂、坐骨神经痛、髋关节及周围软组织疾病、风疹。

【操作】直刺2～3寸，局部有胀重感，或有触电感向下肢远端放散，有时针感至外生殖器。

31.风市穴

出自《肘后备急方》："治风毒脚弱痹满上气方……次乃灸风市百壮。"别名垂手。风即风邪，市即集市，此穴在下肢风邪聚集之处，善治风痹，故名风市。常主治下肢风痹、中风、半身不遂、麻木不仁等病，为治疗风邪的要穴。

【位置】大腿外侧正中横纹上7寸。立直时，两手自然下垂呈立正姿势，中指尖到达处即本穴。

【解剖】在阔筋膜下，股外侧肌中；有旋股外侧动、静脉肌支；布有股外侧皮神经，股神经肌支。

【主治】下肢痿痹、麻木、半身不遂、遍身瘙痒、荨麻疹、中风后遗症、小儿麻痹后遗症、坐骨神经痛、膝关节炎。

【操作】直刺1～1.5寸，局部有胀重感。

32.中渎穴

出自《针灸甲乙经》："中渎，在髀骨外，膝上五寸，分肉间陷者中。"别名中犊。中即中间，渎即河流，此穴在股外侧两筋之中，形如河流，故名中渎。

【位置】大腿外侧中线上,腘横纹上7寸。

【解剖】在阔筋膜下,股外侧肌中;有旋股外侧动、静脉肌支;布有股外侧皮神经,股神经肌支。

【主治】下肢痿痹、麻木、半身不遂、坐骨神经痛、中风后遗症。

【操作】直刺1~1.5寸,局部有胀重感。

33.膝阳关穴

出自《针灸甲乙经》:"阳关,在阳陵泉上三寸,犊鼻外陷者中。"别名寒府、足阳关、关阳、关陵、阳陵。膝即膝部,阳为阴之对,指外侧,关即机关,指膝关节,此穴在膝关节外侧,故名膝阳关。

【位置】股骨外上髁后上缘,股二头肌腱与髂胫束之间的凹陷中。

【解剖】在髂胫束后方,股二头肌腱前方;有膝上外侧动、静脉;布有股外侧皮神经末支。

【主治】膝髌肿痛、筋挛急、小腿麻木。

【操作】直刺1~1.5寸。

34.阳陵泉穴

足少阳胆经的合穴,出自《灵枢·邪气脏腑病形》:"胆出于窍阴……入于阳之陵泉,阳之陵泉,在膝外陷者中也,为合,伸而得之。"别名阳之陵泉、阳陵。阳为阴之对,外为阳,陵即丘陵,泉即水泉,膝外侧腓骨小头隆起如陵,穴在其下陷中,犹如水泉,故名阳陵泉。

【位置】腓骨小头前下方的凹陷中。

【解剖】浅层有腓肠外侧皮神经分布;深层有腓浅、深神经和胫前动脉、膝下外侧动脉分布。

【主治】膝关节炎、膝肿痛、下肢痿痹麻木、胁肋痛、半身不遂、呕吐、黄疸、小儿惊风、坐骨神经痛、肝炎、胆囊炎、小儿舞蹈症。

【操作】直刺1~1.5寸,局部酸胀感明显,或向下肢远端放散。

35.阳交穴

足少阳胆经与阳维脉的交会穴,阳维脉的郄穴,出自《针灸甲乙经》:"阳交,在外踝上七寸,斜属三阳分肉间。"别名别阳、足髎、足窌。阳为阴之对,外为阳,交即交会,此穴在小腿外侧,与足太阳脉交会,故名阳交。

【位置】外踝尖上7寸,腓骨后缘。

【解剖】在腓骨长肌附着部,布有腓肠外侧皮神经。

【主治】胸胁胀满疼痛、面肿、惊狂、癫疾、膝股痛、下肢痿痹。

【操作】直刺1~1.5寸,局部有胀重感。

36.外丘穴

足少阳胆经的郄穴,出自《针灸甲乙经》:"外丘,足少阳郄,少阳所生,在外踝上七寸。"外为内之对,丘即土丘,此穴在外踝上方,局部肌肉隆起如丘,故名外丘。

【位置】外踝尖上7寸,腓骨前缘。

【解剖】在腓骨长肌和趾总伸肌之间,深层为腓骨短肌;有胫前动、静脉肌支;布有腓浅神经。

【主治】下肢痿痹、颈项强痛、胸胁痛、癫痫、胸膜炎。

【操作】直刺1~1.5寸,局部有胀重感。

37.光明穴

足少阳胆经的络穴,出自《灵枢·经脉》:"足少阳之别,名曰光明。"光明即明亮的意思,此穴属胆经,善治眼疾,使之重见光明,故名光明。别走足厥阴肝经,足厥阴肝经连目系,肝开窍于目,故本穴是主治眼病的要穴,以使眼睛恢复光明而得名。

【位置】外踝尖上5寸,腓骨前缘。

【解剖】在趾长伸肌和腓骨短肌之间，有胫前动、静脉分支，布有腓浅神经。

【主治】下肢痿痹、目痛、夜盲、乳房胀痛、白内障。

【操作】直刺1～1.5寸，局部有酸胀感。

38.阳辅穴

中医针灸穴位之一，足少阳胆经五输穴的经穴，出自《灵枢·本输》："胆出于窍阴……行于阳辅，阳辅外踝之上辅骨之前及绝骨之端也，为经。"别名绝骨、分肉。阳为阴之对，外为阳，辅即辅骨，指腓骨，此穴在小腿外侧腓骨前，故名阳辅。

【位置】外踝尖上4寸，腓骨前缘凹陷处。

【解剖】在趾长伸肌和腓骨短肌之间，有胫前动、静脉分支，布有腓浅神经。

【主治】腋下痛、胸胁痛、偏头痛、颈部淋巴结炎、坐骨神经痛、膝关节炎。

【操作】直刺0.8～1.2寸，局部有酸胀感。

39.悬钟穴

出自《针灸甲乙经》："悬钟，在足外踝上三寸动者脉中，足三阳络，按之阳明脉绝乃取之。"别名绝骨、髓孔，八会穴之髓会。悬即悬挂，钟即钟铃，此穴当外踝上，正是古时小儿悬挂脚铃部位，故名悬钟。具有疏调肝胆气机、通经活络、祛风止痛、补髓壮骨之功效，是传统治疗中风病中经络所致半身不遂的要穴之一。

【位置】外踝尖上3寸，当腓骨后缘与腓骨长、短头肌腱之间凹陷处。

【解剖】在腓骨短肌与趾长伸肌分歧部，浅层布有腓肠外侧皮神经，深层有腓深神经的分支。

【主治】腰腿痛、颈强项痛、腋下肿、半身不遂、颈部淋巴结肿大、坐骨神经痛、动脉硬化症。

【操作】直刺 0.5～0.8 寸，局部有酸胀感，或向足部放散。

40.丘墟穴

足少阳胆经的原穴，出自《灵枢·本输》："胆出于窍阴……过于丘墟，丘墟，外踝之前下陷者中也，为原。"丘即土丘，墟指山下之地，此穴在外踝前下方，外踝凸起如丘，故名丘墟。

【位置】外踝前下方，趾长伸肌腱的外侧凹陷中。

【解剖】在趾短伸肌起点，有外踝前动、静脉分支，布有足背中间皮神经分支及腓浅神经分支。

【主治】颈项痛、腋下肿、胸胁痛、下肢痿痹、外踝肿痛、疟疾、疝气、目赤肿痛、目生翳膜、中风偏瘫等。

【操作】直刺 0.5～0.8 寸，局部有酸痛感。

41.足临泣穴

足少阳胆经的输穴，八脉交会穴之一，通带脉，出自《灵枢·本输》："胆出于窍阴……注于临泣，临泣，上行一寸半，陷者中也，为输。"足指足部，临为治理，泣是泪水，目之所出。穴在足部，善治眼疾，故名。

【位置】第 4、5 跖骨结合部的前方凹陷处。

【解剖】有足背静脉网，第 4 趾背侧动、静脉；布有足背中间皮神经。

【主治】足背肿痛、偏头痛、目痛、乳腺炎、胁肋痛、颈部淋巴结肿大、中风偏瘫。

【操作】直刺 0.3～0.5 寸，或用三棱针点刺出血。

42.地五会穴

出自《针灸甲乙经》："地五会，在足小趾次趾本节后间陷者中。"地即土地，地为下，指足部，五即五个，会即会合，分布于足部的少阳经穴有五，此穴居其中，为上下脉气会合之处，故名地五会。

【位置】第4、5跖骨间，当小趾伸肌腱的内侧缘。

【解剖】第5趾长伸肌腱内侧、趾短伸肌、第4骨间背侧肌、第3骨间足底肌。皮下有足背静脉网，第4跖背侧动、静脉。

【主治】头痛、目赤痛、耳鸣、耳聋、胸满、胁痛、瘫肿、乳痈、跗肿。

【操作】直刺0.3～0.5寸，局部有胀重感。

43.侠溪穴

足少阳胆经的荥穴，出自《灵枢·本输》："胆出于窍阴……溜于侠溪，侠溪，足小趾次趾之间也，为荥。"侠通"夹"，溪即沟溪，此穴在第4、5趾的夹缝间，如处沟溪，故名侠溪。

【位置】第4、5趾缝间，趾蹼缘后方赤白肉际处纹头上凹陷处。

【解剖】有趾背侧动、静脉，布有足背中间皮神经之趾背侧神经。

【主治】足背肿痛、膝股痛、头痛、耳鸣耳聋、目痛、眩晕、惊悸、疟疾、中风、高血压、肋间神经痛、脑卒中。

【操作】直刺或斜刺0.3～0.5寸，局部有酸胀感。

44.足窍阴穴

足少阳胆经的井穴，出自《灵枢·本输》："胆出于窍阴，窍阴者，足小趾次趾之端也，为井金。"足即足部，窍即孔窍，阴为阳之对，开窍于耳目的肾和肝均属阴脏，此穴在足部，善治耳目诸疾，故名足窍阴。

【位置】第4趾外侧，趾甲角根旁0.1寸。

【解剖】有趾背侧动、静脉和趾跖动脉形成的动脉网，布有趾背侧神经。

【主治】偏头痛、目赤肿痛、耳鸣、耳聋、咽喉肿痛、胸胁痛、热病、多梦、高血压、肋间神经痛。

【操作】浅刺0.1寸，或用三棱针点刺出血。

第十节　足太阳膀胱经

　　足太阳膀胱经，十二经脉之一，简称膀胱经。本经自内眼角（睛明）起始，上向额部（神庭），在头顶与督脉相会（百会）。它的分支，从头顶到耳上角。它直行的主干，从头顶入颅，联系脑，回出来从后项部左右分开向下，一支沿着肩胛内侧，脊柱两旁，达到腰部，由此深入，沿脊柱两侧的肌肉，联络肾脏，属于膀胱。它在腰部的分支，从腰部挟脊继续下行，通过臀部，进入膝腘窝中（委中）。它的另一条支脉，从后项向下，自肩胛内缘，直至肩胛下面，挟着脊柱向下，经过髋关节，沿着大腿后面下行，在腘窝中与前支经脉会合。由此合而下行，通过腓肠肌内，出外踝后方，沿第五跖骨粗隆（京骨）到足小趾外侧末端（至阴）。脉气由此与足少阴肾经相接。

　　本经脉腧穴有睛明、攒竹、眉冲、曲差、五处、承光、通天、络却、玉枕、天柱、大杼、风门、肺俞、厥阴俞、心俞、督俞、膈俞、肝俞、胆俞、脾俞、胃俞、三焦俞、肾俞、气海俞、大肠俞、关元俞、小肠俞、膀胱俞、中膂俞、白环俞、上髎、次髎、中髎、下髎、会阳、承扶、殷门、浮郄、委阳、委中、附分、魄户、膏肓、神堂、譩譆、膈关、魂门、阳纲、意舍、胃仓、肓门、志室、胞肓、秩边、合阳、承筋、承山、飞扬、跗阳、昆仑、仆参、申脉、金门、京骨、束骨、足通谷、至阴。共67穴，左右合134穴。其中有49个穴位分布在头面部、项背部和腰背部，18个穴位分布在下肢后面的正中线上和足的外侧部。首穴睛明，末穴至阴。本经腧穴可主治泌尿生殖系统、精神神经系统、呼吸系统、循环系统、消化系统的病症及本经所过部位的病症，例如：癫痫、头痛、目疾、鼻病、遗尿、小便不利及下肢后侧部位的疼痛等症。

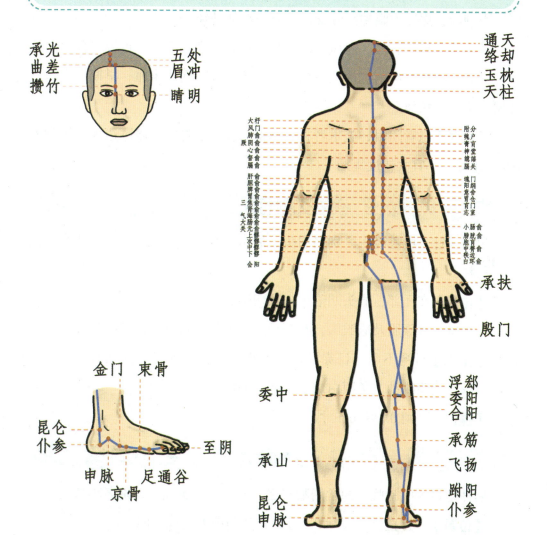

1.睛明穴

出自《针灸甲乙经》，别名泪孔、命名。别名目内眦，乃言本穴所在的部位为目内眶也，无他意。

【位置】目内眦内上方眶内侧壁凹陷中。

【解剖】在眶内缘，睑内侧韧带中，深部为眼内直肌；有内眦动脉、静脉，滑车上下动脉、静脉，深层上方有眼动脉、静脉本干；布有滑车上神经、下神经，深层为眼神经分支，上方为鼻睫神经。

【主治】目赤肿痛、迎风流泪、目眦痒痛、视物不明、近视、夜盲、色盲、散光、视神经炎、视神经萎缩、视网膜炎、视网膜出血、早期白内障、鼻塞、头痛、腰痛。

【操作】患者闭目，施术者将眼球推向外侧，将针沿眼眶边缘缓缓刺入0.5～1寸，不宜大幅度提插。

2.攒竹穴

出自《针灸甲乙经》。别名眉头、眉本、员在、始光、夜光、明光、光明、员柱。

【位置】在面部，眉头凹陷中，额切迹处。

【解剖】有额肌及眉皱肌，有额动脉、静脉，布有额神经内侧支。

【主治】目视不明、目赤肿痛、近视、视神经疾患、视网膜出血、夜盲、目眩、眼睑跳动、角膜白斑、头痛、面瘫。

【操作】平刺0.3～0.5寸。

3.眉冲穴

眉冲是足太阳膀胱经的常用腧穴之一，出自《脉经》，别名小竹。

【位置】攒竹直上入发际0.5寸，神庭与曲差连线之间。

【解剖】有额肌，当额动脉、静脉处，布有额神经内侧支。

【主治】头痛目眩、目痛、视物不明、鼻炎、鼻塞、癫痫。

【操作】平刺 0.2 ~ 0.5 寸。

4.曲差穴

曲差穴是足太阳膀胱经上的腧穴之一，出自《针灸甲乙经》。

【位置】在神庭旁 1.5 寸，入发际 0.5 寸，当神庭与头维连线的中 1/3 与内 1/3 的连接点。

【解剖】有额肌，当额动脉、静脉处，布有额神经外侧支。

【主治】头痛、目眩、目痛、目视不明、鼻塞、鼻衄。

【操作】平刺 0.2 ~ 0.5 寸。

5.五处穴

五处是足太阳膀胱经上的腧穴之一，出自《灵枢·经脉》。五，东南西北中五方也；处，处所也。该穴名意指本穴气血来自头之各部。本穴气血本应由曲差穴提供，但因曲差穴的气血受热后散于膀胱经之外，基本无物传入本穴，穴外头之各部的气血因而汇入穴内，故名。

【位置】曲差直上，入发际 1 寸。

【解剖】有额肌，当额动脉、静脉处，布有额神经外侧支。

【主治】头痛、目眩、目视不明、癫痫、小儿惊风。

【操作】平刺 0.3 ~ 0.5 寸。

6.承光穴

出自《针灸甲乙经》，属足太阳膀胱经。承，受也；光，亮也，阳也，热也。该穴名意指膀胱经气血在此进一步受热胀散。本穴物质为五处穴传来的凉湿水气，至本穴后进一步受热胀散，如受之以热一般，故名承光。

【位置】五处后 1.5 寸，五处与通天之间。

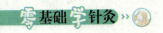

【解剖】在帽状腱膜中；有额动脉、静脉，颞浅动脉、静脉及枕动脉、静脉的吻合网；当额神经外侧支与枕大神经的吻合处。

【主治】头痛、目眩、呕吐烦心、目视不明、鼻塞多涕、热病无汗。

【操作】平刺0.3～0.5寸。

7.通天穴

通天穴是足太阳膀胱经上的常用腧穴之一，出自《针灸甲乙经》。别名天臼穴、天伯穴、天目穴、天白穴、天日穴、天归穴、天旧穴。通即通达，天指头顶，穴在头部，上通巅顶，故名通天。

【位置】在承光后1.5寸，承光与络却之间。

【解剖】在帽状腱膜中，有颞浅动脉、静脉及枕动脉、静脉的吻合网；布有枕大神经分支。

【主治】头痛、头重、眩晕、鼻塞多清涕、鼻衄、鼻疮、鼻渊、鼻窒、颈项转侧难、瘿气。

【操作】平刺0.3～0,5寸。

8.络却穴

出自《针灸甲乙经》。《千金要方》作"胳却"，《医学入门》作"络郄"。别名强阳、脑盖。

【位置】通天后1.5寸，旁开督脉1.5寸。

【解剖】在枕肌止点处，有枕动脉、静脉分支，布有枕大神经分支。

【主治】眩晕、耳鸣、鼻塞、癫狂、痫证、目视不明、瘿瘤。

【操作】平刺0.3～0.5寸。

9.玉枕穴

出自《灵枢·经脉》。属于足太阳膀胱经，玉，金性器物，肺金之气也；枕，头与枕接触之部位，言穴所在的位置也。该穴名意指膀胱经气血在此化为湿凉水气。本穴物质为络却穴传来的寒湿水气与天柱穴传来的强劲风气，至本穴后汇合而成天部的湿凉水气，其性表现出肺金的秋凉特征，故名。

【位置】在头部，督脉旁开 1.3 寸，横平枕外隆凸上缘。

【解剖】有枕肌，有枕动脉、静脉，布有枕大神经分支。

【主治】头痛、恶风寒、呕吐、不能远视、目痛、鼻塞。

【操作】平刺 0.3 ~ 0.5 寸。

10.天柱穴

天柱穴是足太阳膀胱经上的常用腧穴之一，出自《灵枢·经脉》。天，一指穴内物质为天部阳气，二指穴内气血作用于人的头颈天部；柱，支柱也，支撑重物的坚实之物，在此寓意穴内气血饱满坚实也。该穴名意指膀胱经的气血在此为坚持饱满之状，颈项受其气乃可承受头部重量，如头之支柱一般，以此得名。

【位置】在颈后部，横平第 2 颈椎棘突上际，斜方肌外缘凹陷中。

【解剖】在斜方肌起始部，深层为头半棘肌；有枕动脉、静脉干；布有枕大神经干。

【主治】项强、头痛、眩晕、目赤肿痛、鼻塞、嗅觉减退、咽喉炎、肩背痛、癔症、神经衰弱。

【操作】直刺 0.5 ~ 0.8 寸，不可向内上方深刺，以免伤及延髓。

11.大杼穴

出自《灵枢·刺节真邪》，别名背俞，属足太阳膀胱经。大，大也，多也；杼，古指织布的梭子。该穴名意指膀胱经水湿之气在此吸热快速上行。本穴物质为膀胱经背俞各穴吸热上行的水湿之气，至本穴后虽散热冷缩为水湿成分较多的凉湿水气，但在本穴的变化为进一步的吸热胀散并化为上行的强劲风气，上行之气中水湿如同织布的梭子般向上穿梭，故名。

【位置】第1胸椎棘突下，后正中线旁开1.5寸。

【解剖】有斜方肌，菱形肌，上后锯肌，最深层为最长肌；有第1肋间动脉、静脉背侧支；布有第1胸神经后支内侧皮支，深层为第1胸神经后支外侧支。

【主治】咳嗽、肩胛酸痛、颈项强急、咽喉肿痛、鼻塞、头痛、目眩、中风、癫痫、颈椎病。

【操作】斜刺0.5~0.8寸。

12.风门穴

出自《针灸甲乙经》："风眩头痛，鼻不利，时嚏，清涕自出，风门主之。"足太阳膀胱经的经穴，别名热府，又有左为风门，右为热府之说。为督脉、足太阳经交会穴。穴在第二椎下两旁，为风邪出入之门户，主治风疾，故名风门。是临床祛风最常用的穴位之一。

【位置】第2胸椎棘突下旁开1.5寸。

【解剖】有斜方肌，菱形肌，上后锯肌，深层为最长肌；有第2肋间动脉、静脉背侧支的内侧支；布有第2或第3胸神经后支内侧皮支，深层为后支外侧支。

【主治】咳嗽、胸满、胸背痛、痈疽发背、胸中热、发热、头痛、目眩、感冒、气管炎、百日咳、荨麻疹。

【操作】斜刺0,5~0.8寸。

13.肺俞穴

出自《灵枢·背俞》，属足太阳膀胱经。肺，肺脏；俞，输注。本穴为肺之背俞穴，故名。

【位置】第3胸椎棘突下，后正中线旁开1.5寸。

【解剖】有斜方肌，菱形肌，上后锯肌，深层为最长肌；有第3肋间动脉、静脉背侧支的内侧支；布有第2或第3胸神经后支内侧皮支，深层为后支外侧支。

【主治】咳嗽、胸满、腰背痛、咽喉肿痛、盗汗、吐血、黄疸、皮肤瘙痒、荨麻疹、肺结核、肺炎。

【操作】斜刺0.5～0.8寸。

14.厥阴俞穴

出自《千金要方》。别名厥俞。属足太阳膀胱经。厥，通阙，阙乃古代宫殿、陵墓等的卫外建筑，用于厥阴经之名，指厥阴经气血为心血的气化之气。厥阴俞名意指心室外卫心包中的干热之气由此外输膀胱经。

【位置】第4胸椎棘突下，后正中线旁开1.5寸。

【解剖】有斜方肌，菱形肌，上后锯肌，深层为最长肌；有第4肋间动脉、静脉背侧支的内侧支；布有第4胸神经后支内侧皮支，深层为第4胸神经后支的外侧支。

【主治】胸满、心痛、心悸、咳嗽、烦闷、胃脘痛、呕吐、风湿性心脏病、神经衰弱、肋间神经痛。

【操作】斜刺0.5～0.8寸。

15.心俞穴

出自《针灸甲乙经》，属足太阳膀胱经。心，心室也；俞，输也。心俞穴名意指心室中的高温湿热之气由此外输膀胱经。

【位置】第5胸椎棘突下，后正中线旁开1.5寸。

【解剖】有斜方肌，菱形肌，上后锯肌，深层为最长肌；有第5肋间动脉、静脉背侧支的内侧支；布有第5胸神经后支内侧皮支，深层为第5胸神经后支的外侧支。

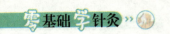

【主治】胸背痛、心烦、心痛、咳嗽、吐血、健忘、失眠、癫狂、冠心病、心绞痛、风湿性心脏病、神经衰弱、肋间神经痛、精神分裂症、癔症。

【操作】斜刺0.5~0.8寸。

16.督俞穴

出自《太平圣惠方》，别名高盖，属足太阳膀胱经。督，督脉也，阳气也；俞，输也。该穴名意指督脉的阳气由此输向膀胱经。本穴为膀胱经接受督脉阳气之处，故名。

【位置】第6胸椎棘突下，后正中线旁开1.5寸。

【解剖】有斜方肌，背阔肌肌腱，最长肌；有第6肋间动脉、静脉背侧支的内侧支，颈横动脉降支；布有肩胛背神经，第6胸神经后支内侧皮支，深层为第6胸神经后支的外侧支。

【主治】心痛、腹痛、腹胀、肠鸣、呃逆。

【操作】斜刺0.5~0.8寸。

17.膈俞穴

出自《灵枢·背腧》，属足太阳膀胱经。膈，心之下、脾之上也，膈膜也；俞，输也。膈俞名意指膈膜中的气血物质由本穴外输膀胱经。本穴物质来自心之下、脾之上的膈膜之中，故名膈俞。

【位置】第7胸椎棘突下，后正中线旁开1.5寸。

【解剖】在斜方肌下缘，有背阔肌，最长肌；有第7肋间动脉、静脉背侧支的内侧支，颈横动脉降支；布有第7胸神经后支内侧皮支，深层为第6胸神经后支的外侧支。

【主治】背痛、脊强、胃脘胀痛、呃逆、饮食不下、气喘、咳嗽、吐血、慢性出血性疾病、贫血、膈肌痉挛、胃肠炎、皮肤瘙痒、荨麻疹、小儿营养不良。

【操作】斜刺0.5~0.8寸。

18.肝俞穴

出自《灵枢·背俞》。肝,肝脏;俞,输注;本穴为肝之背俞穴,故名。本穴为足太阳膀胱经循行路线上位于背部的背俞穴之一,背俞穴适用于治疗相应的脏腑病证及有关的组织器官病证,故肝俞穴是治疗肝胆疾患的要穴,除可用于治疗脊背疼痛等局部病证外,还善于治疗肝胆疾患如黄疸、胁痛及目系疾患如视物模糊、夜盲等。

【位置】第9胸椎棘突下,后正中线旁开1.5寸。

【解剖】在背阔肌、最长肌和髂肋肌之间;有第9肋间动脉、静脉背侧支的内侧支;布有第9胸神经后支内侧皮支,深层为第9胸神经后支的外侧支。

【主治】脊背痛、胁痛、目赤、目视不明、夜盲、眩晕、黄疸、吐血、衄血、癫狂、肝炎、胆囊炎、视网膜出血、胃炎、胃痉挛、肋间神经痛、神经衰弱、精神病、月经不调。

【操作】斜刺0,5~0.8寸。

19.胆俞穴

出自《针灸甲乙经》,属足太阳膀胱经。胆,胆腑也。俞,输也。胆俞名意指胆腑的阳热风气由此外输膀胱经。

【位置】第10胸椎棘突下,后正中线旁开1.5寸。

【解剖】在背阔肌、最长肌和髂肋肌之间;有第10肋间动脉、静脉背侧支的内侧支;布有第10胸神经后支内侧皮支,深层为第6胸神经后支的外侧支。

【主治】胁痛、腋下肿痛、口苦、舌干、咽痛、呕吐、饮食不下、黄疸、肺结核、胆囊炎、胆道蛔虫病、肝炎、胃炎、腋下淋巴结炎、肋间神经痛。

【操作】斜刺0.5~0.8寸。

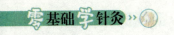

20. 脾俞穴

出自《灵枢·背俞》。脾，脾脏；俞，输注。本穴为脾之背俞穴，故名。本穴为足太阳膀胱经循行路线上位于背部的背俞穴之一，背俞穴适用于治疗相应的脏腑病证及有关的组织器官病证，故脾俞穴是治疗脾胃疾病的要穴，除可用于治疗背痛等局部病证外，还善于治疗脾胃疾患如腹胀、腹泻、痢疾、呕吐、纳呆、水肿等。

【位置】第11胸椎棘突下，后正中线旁开1.5寸。

【解剖】在背阔肌、竖脊肌和髂肋肌之间；有第11肋间动脉、静脉背侧支的内侧支，颈横动脉降支；布有第11胸神经后支内侧皮支，深层为第11胸神经后支的外侧支。

【主治】背痛、胁痛、腹胀、呕吐、泄泻、痢疾、饮食不化、黄疸、水肿、胃溃疡、胃炎、胃下垂、肝炎、贫血、糖尿病。

【操作】斜刺0.5～0.8寸。

21. 胃俞穴

胃俞穴是足太阳膀胱经的常用腧穴之一，出自《针灸甲乙经》。胃，胃腑也；俞，输也。该穴名意指胃腑的湿热水气由此外输膀胱经。

【位置】第12胸椎棘突下，后正中线旁开1.5寸。

【解剖】在腰背筋膜、最长肌和髂肋肌之间；有肋下动脉、静脉背侧支的内侧支；布有第12胸神经后支内侧皮支，深层为第12胸神经后支外侧支。

【主治】胸胁痛、胃脘痛、反胃、呕吐、肠鸣、饮食不化、噎膈、泄泻、痢疾、胃下垂、胃痉挛、胰腺炎、糖尿病。

【操作】直刺0.5～0.8寸。

22. 三焦俞穴

三焦俞是足太阳膀胱经的常用腧穴之一，出自《针灸甲乙经》。三焦，三焦腑也；俞，输也。该穴名意指三焦腑的水湿之气由此外输膀胱经。

【位置】第1腰椎棘突下，后正中线旁开1.5寸。

【解剖】在腰背筋膜、最长肌和髂肋肌之间；有第1腰动脉、静脉背侧支的内侧支；布有第10胸神经后支内侧皮支末端，深层为第1腰神经后支外侧支。

【主治】腰脊强痛、腹胀肠鸣、食物不化、腹泻、背肩拘急、小便不利、水肿、黄疸。

【操作】直刺0.5～1寸。

23. 肾俞穴

肾俞穴是足太阳膀胱经的常用腧穴之一，出自《灵枢·背俞》。肾俞。肾，肾脏也。俞，输也。该穴名意指肾脏的寒湿水气由此外输膀胱经。

【位置】第2腰椎棘突下，后正中线旁开1.5寸。

【解剖】在腰背筋膜、最长肌和髂肋肌之间；有第2腰动脉、静脉背侧支的内侧支；布有第2腰神经后支外侧支，深层为第1腰神经的后支。

【主治】腰膝酸痛、目昏、耳鸣耳聋、遗精、阳痿、月经不调、白带、遗尿、小便不利、水肿、咳喘少气、癫痫、肾炎、尿路感染、半身不遂。

【操作】直刺0.5～1寸。

24. 气海俞穴

气海俞是足太阳膀胱经的常用腧穴之一，出自《太平圣惠方》。

【位置】第3腰椎棘突下，后正中线旁开1.5寸。

【解剖】在腰背筋膜、最长肌和髂肋肌之间；有第2腰动脉、静脉背侧支的内侧支；布有第3、4腰神经后支的皮支和肌支。

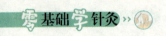

【主治】腰痛、腰腿不利、痛经、崩漏、痔疮、腰骶神经根炎、功能性子宫出血、下肢瘫痪。

【操作】直刺 0.5～1 寸。

25. 大肠俞穴

出自《脉经》，属足太阳膀胱经。大肠，大肠腑也；俞，输也。该穴名意指大肠腑中的水湿之气由此外输膀胱经。

【位置】第 4 腰椎棘突下，后正中线旁开 1.5 寸。

【解剖】在腰背筋膜、最长肌和髂肋肌之间；有第 4 腰动脉、静脉背侧支的内侧支；布有第 3 腰神经后支外侧支，深层为腰丛。

【主治】腰脊疼痛、腹痛、腹胀、肠鸣、泄泻、便秘、痢疾、肠痈、脱肛、骶髂关节炎、坐骨神经痛、阑尾炎、肠出血。

【操作】直刺 0.8～1.2 寸。

26. 关元俞穴

出自《太平圣惠方》，属足太阳膀胱经。俞，输也。关元俞名意指小腹内部的湿热水气由此外输膀胱经。本穴物质为来自小腹内部的湿热水气，所对应的部位为脐下的关元穴，故名关元俞。

【位置】第 5 腰椎棘突下，后正中线旁开 1.5 寸。

【解剖】在骶髂肌起始部和臀大肌起始部之间；有骶外侧动脉、静脉后支的外侧支；布有第 1 骶神经后支外侧支，第 5 腰神经后支。

【主治】腰痛、泄泻、小便不利、遗尿、消渴、慢性肠炎、糖尿病、贫血、慢性盆腔炎、膀胱炎。

【操作】直刺 0.8～1.2 寸。

27. 小肠俞穴

小肠俞是足太阳膀胱经的常用腧穴之一，出自《脉经》。小肠，小肠腑也。俞，输也。该穴名意指小肠腑的湿热之气由此外俞膀胱经。

【位置】在骶区，横平第1骶后孔，骶正中嵴旁开1.5寸。

【解剖】在骶髂肌起始部和臀大肌起始部之间；有骶外侧动脉、静脉后支的外侧支；布有第1骶神经后支外侧支，第5腰神经后支。

【主治】腰腿疼、小腹胀痛、痢疾、泄泻、痔疮、小便不利、盆腔炎、肠炎、疝气、淋病、子宫内膜炎、遗精、遗尿、尿血、尿痛、带下、骶髂关节炎。

【操作】直刺0.8～1.2寸。

28.膀胱俞穴

膀胱俞穴是足太阳膀胱经的常用腧穴之一，出自《脉经》，别名傍光俞。

【位置】在骶区，横平第2骶后孔，骶正中嵴旁开1.5寸。

【解剖】在骶髂肌起始部和臀大肌起始部之间；有骶外侧动脉、静脉后支的外侧支；布有第1、2骶神经后支外侧支，并有交通支与第1骶神经交通。

【主治】腰腿痛、膝足寒冷无力、腰痛、泄泻、便秘、小便不利、遗精、遗尿、痢疾、糖尿病、子宫内膜炎、性疾病、坐骨神经痛、膀胱炎、膀胱结石。

【操作】直刺0.8～1.2寸。

29.中膂俞穴

出自《针灸甲乙经》，别名中膂、中膂内俞、脊内俞，属足太阳膀胱经。膂，指夹脊肌肉。穴在脊椎两旁隆起之肌肉中，故名为中膂俞。

【位置】在骶区，横平第3骶后孔，骶正中嵴旁开1.5寸。

【解剖】有臀大肌，深层为骶结节韧带起始部；当骶外侧动脉、静脉后支的外侧支，臀下动脉、静脉分支；布有第1、2、3、4骶神经后支外侧

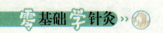

支，第5腰神经后支。

【主治】痢疾、疝气、腰脊强痛、消渴。

【操作】直刺1～1.5寸。

30.白环俞穴

出自《针灸甲乙经》，别名环俞、玉环俞、玉房俞、解脊窌，属足太阳膀胱经。人体藏精之处谓之"白环"或"玉环"。本穴内应精室，为人体精气输注之处，主治妇女白带过多，男子遗精白浊，故以为名。

【位置】在骶区，横平第4骶后孔，骶正中嵴旁开1.5寸。

【解剖】在臀大肌，骶结节韧带下内缘；有臀下动脉、静脉，深层为阴部内动脉、静脉；布有臀下皮神经，深层正当阴部神经。

【主治】白带、疝气、遗精、月经不调、腰腿痛。

【操作】直刺1～1.5寸。

31.上髎穴

上髎穴是足太阳膀胱经的常用腧穴之一，出自《针灸甲乙经》。

【位置】在骶区，正对第1骶后孔中。

【解剖】在骶棘肌起始部及臀大肌起始部；当骶外侧动脉、静脉后支处；布有第1骶神经后支。

【主治】腰骶痛、月经不调、阴挺、带下、遗精、阳痿、大小便不利。

【操作】直刺1～1.5寸。

32.次髎穴

出自《针灸甲乙经》。次，与上髎穴相对为次也；髎，孔隙也。该穴名意指膀胱经的地部经水由此从体表流入体内。本穴物质为膀胱经上部经脉下行的地部水液，至本穴后，由本穴的地部孔隙从地之天部流入地之地部，故名。

【位置】在骶区，正对第2骶后孔中。

【解剖】在臀大肌起始部；当骶外侧动脉、静脉后支处；布有第2骶神经后支。

【主治】腰痛、月经不调、赤白带下、痛经、遗精、疝气、小便赤淋、睾丸炎、卵巢炎、子宫内膜炎、腰以下至足麻木。

【操作】直刺1～1.5寸。

33.中髎穴

出自《针灸甲乙经》，属足太阳膀胱经。髎，指髎骨，即骶骨。穴在骶骨第三孔中，居中，故名中髎。

【位置】在骶区，正对第3骶后孔中。

【解剖】在臀大肌起始部；当骶外侧动脉、静脉后支处；布有第3骶神经后支。

【主治】小腹痛、月经不调、赤白带下、腰痛、小便不利、便秘。

【操作】直刺1～1.5寸。

34.下髎穴

出自《针灸甲乙经》，属足太阳膀胱经。下，与上三髎穴相对所处为下也；髎，孔隙也。下中髎名意指膀胱经的地部经水由此从体表流入体内。本穴物质为膀胱经上部经脉下行的地部水液，至本穴后，由本穴的地部孔隙从地之天部流入地之地部，故名下髎。

【位置】在骶区，正对第4骶后孔中。

【解剖】在臀大肌起始部；有臀下动脉、静脉分支；布有第4骶神经后支。

【主治】小腹痛、肠鸣、泄泻、便秘、小便不利、腰痛、白带多、子宫内膜炎、盆腔炎、尿潴留、下肢瘫痪。

【操作】直刺1～1.5寸。

35.会阳穴

出自《针灸甲乙经》,别名利机。会,会合、交会也;阳,阳气也。会阳名意指膀胱经经气由此会合督脉阳气。本穴物质为下髎穴传来的地部剩余经水,其量也小,至本穴后吸热气化为天部之气,此气与督脉外传的阳气会合后循膀胱经散热下行,穴内气血的变化特点是天部的阳气相会,故名会阳。

【位置】在骶区,尾骨端旁开0.5寸。

【解剖】有臀大肌;臀下动脉、静脉分支;布有尾神经,深层有阴部神经干。

【主治】带下、阳痿、痢疾、泄泻、便秘、痔疾。

【操作】直刺1~1.5寸。

36.承扶穴

出《针灸甲乙经》,别名肉郄、阴关、皮部,属足太阳膀胱经。承,承担、承托也;扶,扶助也。承扶名意指膀胱经的地部经水在此大量蒸发外散。本穴物质为膀胱经下行的地部经水和经水中夹带的脾土微粒,由于膀胱经经水在上、次、中、下髎穴四穴处大部分流落于地之地部,至本穴后气血物质实已变为经水与脾土微粒的混合物。气血物质在本穴的变化为吸热气化,水湿气化上行于天部,脾土微粒则固化于穴周,固化的脾土物质干坚硬,能很好地承托并阻止随膀胱经经水流失的脾土,故名承扶。

【位置】在股后区,臀横纹正中。

【解剖】在臀大肌下缘;有坐骨神经伴行的动脉、静脉;布有股后皮神经,深部有坐骨神经干。

【主治】痔疾、腰骶臀股部疼痛。

【操作】直刺1~2寸。

37.殷门穴

出自《灵枢·经脉》。殷门穴是足太阳膀胱经的常用腧穴之一，殷，盛大、众多、富足也；门，出入的门户也。殷门名意指膀胱经的地部水湿在此大量气化。本穴物质为承扶穴脾土中外渗而至的地部水湿，至本穴后，水湿分散于穴周各部并大量气化，气血物质如充盛之状，故名殷门。

【位置】在股后区，臀下横纹正中直下6寸。

【解剖】在半腱肌、股二头肌之间；外侧为股深动脉、静脉第3穿支；布有股后皮神经，深层当坐骨神经干。

【主治】大腿疼、股外侧肿、腰脊强痛不可俯仰、坐骨神经痛、下肢麻痹、小儿麻痹后遗症。

【操作】直刺1～2寸。

38.浮郄穴

出自《针灸甲乙经》。属足太阳膀胱经。浮，阳也、气也。郄，孔隙也。浮郄名意指膀胱经经气在此升至天之天部。本穴物质为委阳穴传来的水湿之气，至本穴后因吸热而上至天之天部，但因膀胱经气血性本寒湿，即使吸热其所上行天之天部的气态物也少，如从孔隙中上行一般，故名浮郄。

【位置】腘窝上方，股二头肌腱内侧，委阳上1寸。

【解剖】在股二头肌肌腱内侧；有膝上外侧动脉、静脉；布有股后神经，正当腓总神经处。

【主治】臀股麻木、筋挛急。

【操作】直刺1～1.5寸。

39.委阳穴

出自《针灸甲乙经》。委阳穴是足太阳膀胱经的常用腧穴之一，委，堆积也；阳，阳气也。委阳穴名意指膀胱经的天部阳气在此聚集。本穴物质为委中穴传来的水湿之气，至本穴后因吸热而化为天部阳气，阳气在本穴为聚集之状，故名委阳。

【位置】腘横纹上，股二头肌腱内缘。

【解剖】在股二头肌肌腱内侧；有膝上外侧动脉、静脉；布有股后神经，正当腓总神经处。

【主治】腿足拘挛疼痛、腰脊强痛、小腹胀满、小便不利、腰背肌痉挛、腓肠肌痉挛、肾炎、膀胱炎。

【操作】直刺1～1.5寸。

40.委中穴

出自《灵枢》。委中穴是足太阳膀胱经的常用腧穴之一，委，堆积也；中，指穴内气血所在为天人地三部的中部也。该穴名意指膀胱经的湿热水气在此聚集。本穴物质为膀胱经膝下部各穴上行的水湿之气，为吸热后的上行之气，在本穴为聚集之状，故名。

【位置】腘横纹正中央，两条大筋的中间。

【解剖】在腘窝正中，有腘筋膜；皮下有股腘静脉，深层内侧为腘静脉，最深层为腘动脉；有股后皮神经，正当胫神经处。

【主治】膝窝筋脉挛急、下肢痿痹、腰疼、髋关节屈伸不利、中风昏迷、半身不遂、腹痛吐泻、癫痫、抽搐、衄血不止、遗尿、小便难、自汗、盗汗、疔疮、坐骨神经痛、肠炎、痔疮、湿疹。

【操作】直刺1～1.5寸，或用三棱针点刺出血。

41.附分穴

出自《针灸甲乙经》，属足太阳膀胱经。附，随带、附带也；分，分开、分出也。附分名意指膀胱经的气血物质在此形成一条经脉的附属分支。

【位置】第2胸椎棘突下，后正中线旁开3寸。

【解剖】在肩胛骨内缘，有斜方肌、菱形肌，深层有髂肋肌；有颈动脉降支，第2肋间动脉、静脉后支；布有第2胸神经后支外侧支，深层为肩胛背神经，最深层为第2肋间神经干。

【主治】肩背拘急、颈项强痛、肘臂麻木。

【操作】斜刺0.5~0.8寸。

42.魄户穴

魄户穴是足太阳膀胱经的常用腧穴之一，出自《针灸甲乙经》。

【位置】第3胸椎棘突下，后正中线旁开3寸。

【解剖】在肩胛冈内侧端，有斜方肌、菱形肌，深层有髂肋肌；有颈横动脉降支，当第3肋间动脉、静脉背侧支；布有第2、3胸神经后支外侧支皮支，深层为肩胛背神经，最深层为第3肋间神经干。

【主治】肺痨、咳嗽、气喘、项强、肩背痛。

【操作】斜刺0.5~0.8寸。

43.膏肓穴

膏肓穴是足太阳膀胱经的常用腧穴之一，出自《千金要方》。膏，膏脂、油脂也；肓，心脏与膈膜之间也。膏肓名意指膜中的脂类物质由此外输膀胱经。穴外输膀胱经的气血物质为心脏与膈膜之间的膏脂（此膏脂由五谷精微所化），膏脂为提供心火燃烧之柴薪，在火热作用下所处为液态，经心室燃烧后气化蒸发的部分在胸腔内压的作用下随湿热之气外渗体表膀胱经，故名膏肓。

【位置】第4胸椎棘突下，后正中线旁开3寸。

【解剖】在肩胛骨内缘，有斜方肌、菱形肌，深层有髂肋肌；有第4肋间动脉、静脉后支及颈横动脉降支；布有第3、4胸神经后支外侧支，深层为肩胛背神经，最深层为第4肋间神经干。

【主治】肺痨、咳嗽、气喘、吐血、盗汗、健忘、遗精、完谷不化、肩胛背痛。

【操作】斜刺 0.5 ~ 0.8 寸。

44.神堂穴

神堂穴是足太阳膀胱经的常用腧穴之一，出自《灵枢·经脉》。神，心神也，心气也；堂，古指宫室的前面部分，前为堂、后为室，堂为阳、室为阴。该穴名意指心室的阳热之气由此外输膀胱经。

【位置】第 5 胸椎棘突下，后正中线旁开 3 寸。

【解剖】在肩胛骨内缘，有斜方肌、菱形肌，深层有髂肋肌；有第 5 肋间动脉、静脉后支及颈横动脉降支；布有第 4、5 胸神经后支外侧支，深层为肩胛背神经，最深层为第 5 肋间神经干。

【主治】心悸、失眠、哮喘、肩背痛、心脏病等。

【操作】斜刺 0.5 ~ 0.8 寸。

45.譩譆穴

出自《素问·骨空论》，为足太阳膀胱经穴。譩譆者，压按本穴病者呼出之声也，无他意。

【位置】第 6 胸椎棘突下，后正中线旁开 3 寸。

【解剖】在斜方肌外缘，有髂肋肌；有第 6 肋间动脉、静脉背侧支 布有第 5、6 胸神经后支外侧支，深层为第 6 肋间神经干。

【主治】咳嗽、气喘、肩背痛、目眩、鼻血、疟疾、热病汗不出。

【操作】斜刺 0.5 ~ 0.8 寸。

46.膈关穴

出自《针灸甲乙经》，属足太阳膀胱经。膈，心之下、脾之上也；关，关卡也。该穴名意指膈膜上的阳气由此上输膀胱经。

【位置】第 7 胸椎棘突下，后正中线旁开 3 寸。

【解剖】有背阔肌，髂肋肌；有第 7 肋间动脉、静脉背侧支；布有第 6、7 胸神经后支外侧支，深层为第 7 肋间神经干。

【主治】饮食不下、呕吐、嗳气、胸中满闷、脊背强痛。

【操作】斜刺 0.5～0.8 寸。

47.魂门穴

出自《针灸甲乙经》，属足太阳膀胱经。魂，肝之神也，阳热风气也；门，出入的门户也。该穴名意指肝脏的阳热风气由此外输膀胱经。

【位置】第 9 胸椎棘突下，后正中线旁开 3 寸。

【解剖】下有背阔肌，髂肋肌；有第 9 肋间动脉、静脉背侧支；布有第 8、9 胸神经后支外侧支，深层为第 9 肋间神经干。

【主治】胸胁胀痛、背痛、饮食不下、呕吐、肠鸣泄泻。

【操作】斜刺 0.5～0.8 寸。

48.阳纲穴

出自《针灸甲乙经》，别名肠风、痔俞。属足太阳膀胱经。阳，阳气也；纲，网上之总绳也。阳纲名意指胆腑的阳气由此外输膀胱经。阳纲穴与胆俞穴相对，气血物质皆来自胆腑，胆腑气血处半表半里，而本穴又在背外之侧，穴内物质为胆腑外输的阳热风气，此阳热风气即是脏腑外输的阳气汇聚而成，有对体内外输的阳气抓总提纲作用，故名阳纲。

【位置】第 10 胸椎棘突下，后正中线旁开 3 寸。

【解剖】有背阔肌，髂肋肌；有第 10 肋间动脉、静脉背侧支；布有第 9、10 胸神经后支外侧支，深层为第 10 肋间神经干。

【主治】肠鸣、腹痛、泄泻、黄疸、消渴。

【操作】斜刺 0.5～0.8 寸。

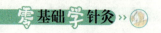

49. 意舍穴

意舍穴是足太阳膀胱经的常用腧穴之一,出自《灵枢·经脉》。意,脾之神也,脾气也;舍,来源也。意舍名意指脾脏的热燥阳气由此外输膀胱经。

【位置】第11胸椎棘突下,后正中线旁开3寸。

【解剖】有背阔肌,髂肋肌;有第11肋间动脉、静脉背侧支;布有第10、11胸神经后支外侧支,深层为第11肋间神经干。

【主治】腹胀、肠鸣、泄泻、呕吐、饮食不下。

【操作】斜刺0.5~0.8寸。

50. 胃仓穴

出自《针灸甲乙经》。胃,胃腑也;仓,存贮聚散之所也。胃仓名意指胃腑的湿热阳气由此外输膀胱经。

【位置】第12胸椎棘突下,后正中线旁开3寸。

【解剖】有背阔肌,髂肋肌;有肋下动脉、静脉背侧支;布有第12胸神经和第1腰神经后支外侧支,深层为第12肋间神经干。

【主治】腹胀、胃脘痛、水肿、小儿食积、脊背痛。

【操作】斜刺0.5~0.8寸;可灸。

51. 肓门穴

出自《针灸甲乙经》,属足太阳膀胱经。肓,心下膈膜也,指穴内调节的物质对象为膏肓穴外传的膏脂之物也;门,出入的门户也。该穴名意指天部气血中夹带的膏脂物质在此冷降。本穴与膏肓穴相对应,膏肓穴为膏脂之物的输出之处,而本穴则为膏脂之物的回落之处,故名。

【位置】第1腰椎棘突下,后正中线旁开3寸。

【解剖】有背阔肌,髂肋肌;有第1腰动脉、静脉背侧支;布有第12

胸神经后支外侧支，深层为第1腰神经后支外侧支。

【主治】上腹痛、痞块、便秘、妇人乳疾。

【操作】斜刺 0.5~0.8 寸。

52.志室穴

志室穴是足太阳膀胱经的常用腧穴之一，出自《针灸甲乙经》。志，肾之精也，肾气也；室，房屋之内间也，与堂相对，堂在前，室在后，亦指穴内气血为肾脏外输寒湿水气。该穴名意指肾脏的寒湿水气由此外输膀胱经。

【位置】第2腰椎棘突下，后正中线旁开3寸。

【解剖】有背阔肌，髂肋肌；有第2腰动脉、静脉背侧支；布有第12胸神经后支外侧支及第1腰神经后支外侧支。

【主治】遗精、阳痿、阴痛下肿、小便淋沥、水肿、腰脊强痛。

【操作】斜刺 0.5~0.8 寸。

53.胞肓穴

出自《灵枢·经脉》，是足太阳膀胱经的常用腧穴之一。

【位置】在骶区，横平第2骶后孔，骶正中嵴旁开3寸。

【解剖】有臀大肌，臀中肌，臀小肌；正当臀上动脉、静脉处；布有臀上皮神经，深层为臀下神经。

【主治】肠鸣、腹胀、腰脊痛、大小便不利、阴肿。

【操作】直刺 1~1.5 寸。

54.秩边穴

出自《针灸甲乙经》。秩，古指官吏的侍奉也，此指穴内物质为肺金之气。本穴所在为膀胱经，五行之水当值为官，其侍奉者金气也。边，旁也，侧也。该穴名意指臀部外散的水湿之气由此传于膀胱经。本穴物质为

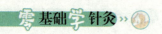

来自腰臀部肌肉层中气化的水湿之气，至本穴后散热冷缩并循膀胱而行，冷降之气补充了膀胱经的地部经水，故名。

【位置】在骶区，横平第4骶后孔，**骶正中嵴旁开3寸**。

【解剖】有臀大肌，在梨状肌下缘；正当臀下动脉、静脉处；布有臀下神经及股后皮神经，外侧为坐骨神经。

【主治】腰骶痛、下肢痿痹、大小便不利、阴痛、痔疾。

【操作】直刺1.5～2寸。

55. 合阳穴

属足太阳膀胱经，出自《针灸甲乙经》。合，会和、会集也；阳，阳热之气也。该穴名意指膀胱经吸热上行的阳热之气在此聚集。本穴物质为膀胱经膝下部各穴上行的阳气聚集而成，故名。

【位置】委中直下2寸，委中与承山的连线上。

【解剖】有腓肠肌、腘肌；有小隐静脉和胫动脉、静脉；布有股后皮神经、腓肠内侧皮神经和胫神经。

【主治】腰脊痛引小腹、下肢酸痛麻痹、崩漏、疝气。

【操作】直刺1～1.5寸。

56. 承筋穴

出自《针灸甲乙经》。别名腨肠、直肠。属足太阳膀胱经。承，承受也；筋，肝所主的风也。承筋名意指膀胱经的上行阳气在此化风而行。本穴物质为膀胱经足下部各穴上行的阳热之气，至本穴后为风行之状，故名承筋。

【位置】在小腿后区，腘横纹下5寸，腓肠肌两肌腹之间。

【解剖】在腓肠肌两肌腹之间；有小隐静脉，深层为胫后动脉、静脉；布有腓肠肌内侧皮神经，深层为胫神经。

【主治】小腿痛、膝酸重、腰背拘急、痔疾、霍乱转筋、腓肠肌痉挛、坐骨神经痛、下肢麻痹。

【操作】直刺 1 ~ 1.5 寸。

57.承山穴

出自《灵枢·卫气》。别名鱼腹、肉柱、伤山。属足太阳膀胱经。承，承受、承托也；山，土石之大堆也，此指穴内物质为脾土。承山名意指随膀胱经经水下行的脾土微粒在此固化。本穴物质为随膀胱经经水上行而来的脾土与水液的混合物，行至本穴后，水液气化而干燥的脾土微粒则沉降穴周，沉降的脾土堆积如大山之状，故名承山。

【位置】小腿后腓肠肌两肌腹与肌腱交角处。

【解剖】在腓肠肌两侧肌腹交界下端；有小隐静脉，深层为胫后动脉、静脉；布有腓肠肌内侧皮神经，深层为胫神经。

【主治】腿痛转筋、腰背痛、腹痛、疝气、便秘、鼻衄、痔疮、癫痫、腓肠肌痉挛、坐骨神经痛、下肢瘫痪。

【操作】直刺 1 ~ 2 寸。

58.飞扬穴

出自《灵枢·经脉》，足太阳络穴。名曰飞扬，即从飞扬穴处由足太阳经脉分离出来，在踝关节上七寸（飞扬）处分出后走向足少阴经。

【位置】昆仑直上 7 寸，承山的外下方 1 寸处。

【解剖】有腓肠肌和比目鱼肌，布有腓肠外侧皮神经。

【主治】头痛、脚气、腰腿疼痛等。

【操作】直刺 1 ~ 1.5 寸。

59.跗阳穴

出自《针灸甲乙经》，别名外阳、阳跷，属足太阳膀胱经。跗，脚背也；阳，阳气也。该穴名意指足少阳、足阳明二经的阳气在此带动足太阳经的气血上行。膀胱经足部上行的阳气至本穴后散热而化为湿冷的水气，由于有足少阳、足阳有二经上行的阳气为其补充热量，足太阳膀胱经的水湿之气才得以继续上行。本穴水湿之气的上行是依靠足背上行的阳气才得以上行的，故名。

【位置】足外踝后方，昆仑直上3寸。

【解剖】在腓骨后方，跟腱外前缘，深层为趾长屈肌；有小隐静脉，深层为腓动脉支；当腓肠神经分布处。

【主治】头重、头痛、腰腿痛、下肢瘫痪、外踝红肿。

【操作】直刺0.8~1.2寸。

60.昆仑穴

出自《灵枢·本输》，别名下昆仑，属足太阳膀胱经。昆仑，广漠无垠也。昆仑名意指膀胱经的水湿之气在此吸热上行。本穴物质为膀胱经经水的气化之气，性寒湿，由于足少阳、足阳明二经的外散之热作用，寒湿水气吸热后亦上行并充斥于天之天部，穴内的各个层次都有气血物存在，如广漠无垠之状，故名昆仑。

【位置】外踝尖与跟腱之间的凹陷中。

【解剖】有腓骨外肌，有小隐静脉及外踝后动脉、静脉，布有腓肠神经。

【主治】脚跟肿痛、腰骶疼痛、肩背拘急、头痛、项强、目眩、鼻衄、疟疾、惊痫、难产、坐骨神经痛、下肢瘫痪、高血压、内耳眩晕症。

【操作】直刺0.5~0.8寸。

61.仆参穴

仆参穴是足太阳膀胱经的常用腧穴之一，出自《针灸甲乙经》。

【位置】外踝后下方，昆仑直下，跟骨凹陷赤白肉际处。

【解剖】有腓动脉、静脉的跟骨外侧支，布有腓肠神经跟骨外侧支。

【主治】下肢痿弱、足跟痛、霍乱转筋、癫痫。

【操作】直刺 0.3～0.5 寸。

62.申脉穴

申脉穴是足太阳膀胱经的常用腧穴之一，出自《针灸甲乙经》。申，八卦中属金也，此指穴内物质为肺金特性的凉湿之气；脉，脉气也。该穴名意指膀胱经的气血在此变为凉湿之性。本穴物质为来自膀胱经金门穴以下各穴上行的天部之气，其性偏热（相对于膀胱经而言），与肺经气血同性，故名。

【位置】外踝尖直下，外踝下缘与跟骨之间凹陷处。

【解剖】有外踝动脉网，当腓肠神经分布处。

【主治】足胫寒冷、腰痛、目赤肿痛、头痛、眩晕、项强、失眠、癫痫、精神分裂症、坐骨神经痛、内耳眩晕症。

【操作】直刺 0.3～0.5 寸。

63.金门穴

出自《针灸甲乙经》，别名关梁。金，肺性之气也；门，出入的门户也。该穴名意指膀胱经气血在此变为温热之性。本穴物质为膀胱经下部经脉上行的阳气，性温热，与肺金之气同性，故名。

【位置】申脉与京骨连线中点，骰骨外侧凹陷中。

【解剖】在腓骨长肌腱与小趾外展肌之间；有足底外侧动脉、静脉；布有足背外侧皮神经，深层为足底外侧神经。

【主治】头痛、癫痫、小儿惊风、腰痛、下肢痿痹、外踝痛。

【操作】直刺 0.3～0.5 寸。

64.京骨穴

出自《灵枢·本输》，足太阳膀胱经原穴。京，古指人工筑起的高丘或圆形的大谷仓也；骨，水也。京骨名意指膀胱经的湿冷水气在此聚集。本穴物质为膀胱经吸热蒸升的水湿之气，性寒凉，在本穴为聚集之状，如同储存谷物的大仓，故名京骨。

【位置】足外侧，第5跖骨粗隆前下方凹陷的赤白肉际处。

【解剖】在小趾外展肌下方；有足底外侧动脉、静脉；布有足背外侧皮神经，深层为足底外侧神经。

【主治】膝痛脚挛、腰腿痛、头痛、项强、癫痫、腰肌劳损、小儿惊风、神经性头痛。

【操作】直刺0.3～0.5寸。

65.束骨穴

束骨穴是足太阳膀胱经的常用腧穴之一，出自《灵枢·经络》。束，捆也、束缚也；骨，水也。该穴名意指膀胱经的寒湿水气在此聚集不能上行。本穴物质为膀胱经上部经脉下行的寒湿水气和下部经脉上行的阳气，二气交会后聚集穴内既不能升亦不能降，如被束缚一般，故名。

【位置】第5趾骨小头后缘，赤白肉际处。

【解剖】在小趾外展肌下方，有第4跖趾总动脉静脉，布有第4跖趾总神经及足背外侧皮神经。

【主治】头痛、目眩、项强、癫狂、腰腿痛。

【操作】直刺0.3～0.5寸。

66.足通谷穴

足通骨穴是足太阳膀胱经的常用腧穴之一，出自《灵枢·经脉》。通，通道、通行也；谷，肉之大会也，两山中间的空旷之处也。该穴名意指膀胱经经气在此冷降归地也。本穴物质一为膀胱经上部经脉下行的寒湿水气，二为至阴穴上传于此的天部湿热水气，二气交会后的运行变化主要是散热缩合冷降，冷降之水循膀胱经回流至阴穴，故名。

【位置】第 5 跖趾关节前缘，赤白肉际处。

【解剖】有跖趾侧动脉、静脉，布有趾跖侧固有神经及足背外侧皮神经。

【主治】头痛、目眩、项强、鼻衄、癫狂。

【操作】直刺 0.2～0.3 寸。

67.至阴穴

至阴穴是足太阳膀胱经的常用腧穴之一，出自《灵枢·本输》。至，极也；阴，寒也，水也。该穴名意指体内膀胱经的寒湿水气由此外输体表。本穴物质为来自体内膀胱经的寒湿水气。

【位置】足小趾外侧，趾甲角旁约 0.1 寸处。

【解剖】有足背动脉及跖趾侧固有动脉形成的动脉网，布有跖趾侧固有神经及足背外侧皮神经。

【主治】足下热、头痛、鼻塞、鼻衄、胎产不下、胎位不正、难产、神经性头痛、偏瘫。

【操作】浅刺 0.1 寸，或用三棱针点刺出血。

第十一节 足太阴脾经

　　人体十二经脉之一，简称脾经。循行部位起于足大趾内侧端（隐白穴），沿内侧赤白肉际，上行过内踝的前缘，沿小腿内侧正中线上行，在内踝上8寸处，交出足厥阴肝经之前，上行沿大腿内侧前缘，进入腹部，属脾，络胃，向上穿过膈肌，沿食道两旁，连舌本，散舌下。本经脉分支从胃别出，上行通过膈肌，注入心中，交于手少阴心经。

　　本经脉腧穴有：隐白、大都、太白、公孙、商丘、三阴交、漏谷、地机、阴陵泉、血海、箕门、冲门、府舍、腹结、大横、腹哀、食窦、天溪、胸乡、周荣、大包，左右各21穴，共42穴。主治概要：脾胃病，妇科，前阴病及经脉循行部位的其他病证。如胃脘痛、食则呕、嗳气、腹胀、便溏、黄疸、身重无力、舌根强痛、下肢内侧肿胀、厥冷、足大趾运动障碍等。

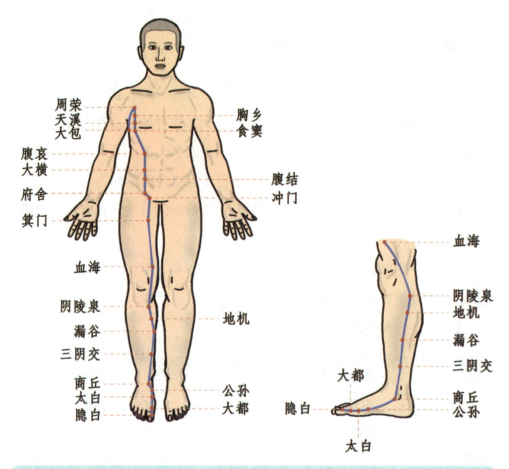

1.隐白穴

出自《针灸甲乙经》。隐，隐秘、隐藏也；白，肺之色也，气也。该穴名意指脾经体内经脉的阳热之气由本穴外出脾经体表经脉。本穴有地部孔隙与脾经体内经脉相连，穴内气血为脾经体内经脉外传之气，因气为蒸发外出，有不被人所觉察之态，如隐秘之象，故名。

【位置】足大趾内侧，距趾甲角约 0.1 寸的趾甲角根处。

【解剖】有趾背动脉；布有腓浅神经的趾背神经，深层为胫神经的足底内侧神经。

【主治】足趾痛、月经过时不止、崩漏、吐血、衄血、尿血、便血、癫狂、多梦、心烦善悲、心痛、昏厥、腹胀、胸满、咳喘、上消化道出血、功

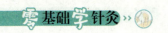

能性子宫出血、急性肠炎、精神分裂症、神经衰弱、休克。

【操作】直刺0.1寸或点刺出血。

2.大都穴

出自《灵枢·本输》，属足太阴脾经。大，作开始解；都有盛的意思，穴当足大趾本节后内侧陷中，是处皮肉丰盛，因名大都。

【位置】足大趾内侧，第1趾跖关节前下方赤白肉际处。

【解剖】在展肌止点，有足底内侧动脉、静脉的分支，布有足底内侧神经的趾底固有神经。

【主治】足肿、足痛、腹胀、胃痛、消化不良、呕逆、泄泻、便秘、心痛、心烦、体重肢肿、热病无汗、胃肠炎。

【操作】直刺0.2~0.5寸。

3.太白穴

出自《灵枢·本输》，属足太阴脾经。太，大也；白，肺之色也，气也。太白穴名意指脾经的水湿云气在此吸热蒸升，化为肺金之气。本穴物质为大都穴传来的天部水湿云气，至本穴后受长夏热燥气化蒸升，在更高的天部层次化为金性之气，故名太白穴。

【位置】足大趾本节（第1跖骨关节）后下方赤白肉际凹陷处。

【解剖】在拇展肌中；有足背静脉网，足底内侧动脉及跗内侧动脉分布；布有隐神经及腓浅神经吻合支。

【主治】胃痛、腹胀、肠鸣泄泻、便秘。

【操作】直刺0.5~0.8寸。

4.公孙穴

出自《灵枢·本输》，属足太阴脾经。公孙，公之辈与孙之辈也，言穴内气血物质与脾土之间的关系也。脾经物质五行属土，其父为火，其公为木，其子为金，其孙为水。公孙名意指本穴物质为脾经与冲脉的气血相会后化成了天部的水湿风气。本穴物质来源于两个方面，一是太白穴传来的天部之气，二是由地部孔隙传来的冲脉高温经水。冲脉的高温地部经水出体表后急速气化与天部的气态物相合，形成了本穴天部中的水湿风气，故名公孙。

【位置】位于足内侧缘，第1跖骨基底的前下方。

【解剖】在拇展肌中；有跗内侧动脉及足背静脉网；在隐神经及腓浅神经分支吻合处。

【主治】足肿、足痛、呕吐、胃痛、饮食不化、肠鸣腹胀、腹痛、痢疾、泄泻、多饮、水肿、便血、食欲不振、神经性呕吐、胃肠炎、腹水。

【操作】直刺0.5～0.8寸。

5.商丘穴

出自《灵枢·本输》。商，古指漏刻，计时之器也；丘，废墟也。商丘名意指脾经的热散之气由此快速通过。该穴物质为公孙穴传来的水湿风气，其性湿热且循脾经上行，而该穴的气血通道又如漏刻滴孔般细小，因此风气的执行是快速通过本穴，强劲的风气吹走了该穴中的脾土微粒，地部脾土如废墟一般，故名商丘。

【位置】内踝前下方凹陷处。

【解剖】有跗内侧动脉，大隐静脉；布有隐神经及腓浅神经分支。

【主治】足踝痛、腹胀、肠鸣、泄泻、消化不良、便秘、黄疸、癫狂、小儿抽搐、咳嗽、痔疮、神经性呕吐、胃肠炎、腓肠肌痉挛。

【操作】直刺0.3～0.5寸。

6.三阴交穴

三阴交为足太阴脾经常用腧穴之一，为足三阴经（肝、脾、肾）的交会穴，出自《针灸甲乙经》。三阴，足三阴经也；交，交会也。该穴名意指足部的三条阴经中气血物质在本穴交会。本穴物质有脾经提供的湿热之气，有肝经提供的水湿风气，有肾经提供的寒冷之气，三条阴经气血交会于此，故名。

【位置】内踝尖直上3寸，胫骨内侧面后缘处。

【解剖】在胫骨后缘和比目鱼肌之间；有大隐静脉，深层有胫后动脉、静脉；布有小腿内侧皮神经，深层后方有胫神经。

【主治】脾胃虚弱、足痿痹痛、肠鸣腹胀、泄泻、消化不良、月经不调、崩漏、赤白带下、经闭、产后血晕、恶露不行、水肿、小便不利、遗尿、失眠、子宫脱垂、阳痿、遗精、疝气、阴茎痛、难产、神经性皮炎、湿疹、荨麻疹、高血压、胃肠炎、痢疾、功能性子宫出血、性功能减退、神经衰弱、小儿舞蹈病、下肢神经痛或瘫痪。

【操作】直刺0.5～1寸。

7.漏谷穴

漏谷足太阴脾经的常用腧穴之一，出自《针灸甲乙经》。

【位置】内踝上6寸，胫骨内侧面后缘。

【解剖】在胫骨后缘与比目鱼肌之间，深层有趾长屈肌；有大隐静脉，深层有胫后动脉、静脉；布有小腿内侧皮神经，深层后方有胫神经。

【主治】腰膝麻木厥冷、足踝肿痛、腹胀肠鸣、小便不利、尿路感染、功能性子宫出血、癔症、脚气。

【操作】直刺0.5～1.2寸。

8.地机穴

出自《针灸甲乙经》，别名脾舍，足太阴之郄穴。地，脾土也；机，机巧、巧妙也。该穴名意指本穴的脾土微粒随地部经水运化到人体各部，运化过程十分巧妙。本穴物质为漏谷穴传来的降地之雨，雨降地部后地部的脾土微粒亦随雨水的流行而运化人体各部，脾土物质的运行十分巧妙，故名。

【位置】阴陵泉下3寸，胫骨内侧后缘。

【解剖】在胫骨后缘与比目鱼肌之间；前方有大隐静脉及膝最上动脉，深层有胫后动脉、静脉；布有小腿内侧皮神经，深层后方有胫神经。

【主治】腿膝麻木疼痛、腹胀腹痛、食欲不振、泄泻、痢疾、水肿、小便不利、月经不调、痛经、腰痛、遗精、胃痉挛、功能性子宫出血。

【操作】直刺0.5～1.2寸。

9.阴陵泉穴

出自《灵枢·经脉》。阴，水也。陵，土丘也。泉，水泉穴也。该穴名意指脾经地部流行的经水及脾土物质混合物在本穴聚合堆积。本穴物质为地机穴流来的泥水混合物，因本穴位处肉之陷处，泥水混合物在本穴沉积，水液溢出，脾土物质沉积为地之下部翻扣的土丘之状，故名。阴陵名意同阴陵泉。

【位置】胫骨内侧髁下缘，胫骨后缘和腓肠肌之间的凹陷处。

【解剖】在胫骨后缘与腓肠肌之间，比目鱼肌起点上方；前方有大隐静脉，膝最上动脉，最深层有胫后动脉、静脉；布有小腿内侧皮神经本干，深层有胫神经。

【主治】膝关节病变、腹胀、泄泻、黄疸、水肿、小便不利或小便失禁、肠炎、痢疾、腹膜炎、尿潴留、尿路感染、阴道炎、阴茎痛、遗精。

【操作】直刺0.5～1.2寸。

10.血海穴

出自《针灸甲乙经》，别名百虫窠，属足太阴脾经。血海穴名意指本穴为脾经所生之血的聚集之处。本穴物质为阴陵泉穴外流水液气化上行的水湿之气，为较高温度较高浓度的水湿之气，在本穴为聚集之状，气血物质充斥的范围巨大如海，故名。

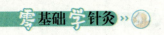

【位置】屈膝，髌骨内上缘上2寸，股内侧肌隆起处。

【解剖】在股内侧肌隆起处；有股动脉、静脉肌支；布有股前皮神经及股神经肌支。

【主治】下肢内侧及膝关节疼痛、月经不调、经闭、崩漏、痛经、小便淋涩、气逆腹胀、皮肤湿疹、皮肤瘙痒、荨麻疹、神经性皮炎、丹毒、贫血、功能性子宫出血、睾丸炎。

【操作】直刺0.5～1.2寸。

11.箕门穴

出自《针灸甲乙经》，属足太阴脾经。箕，土箕也，担物之器也；门，出入的门户也。该穴名意指脾土物质在本穴运行转化。本穴物质为血海穴水湿云气胀散而来的风气，至本穴后风气变为强劲之势并吹带脾土物质随其而行，穴内的脾土物质如被土箕担运而出，故名。

【位置】血海上6寸，缝匠肌内侧。

【解剖】在缝匠肌内侧缘，深层有内收大肌；有大隐静脉，深层之外方有股动脉、静脉；布有股前皮神经，深部有隐神经。

【主治】小便不通、遗溺、腹股沟肿痛、五淋。

【操作】直刺0.5～1.3寸。

12.冲门穴

出自《针灸甲乙经》，别名慈宫、上慈宫，属足太阴脾经。冲门。冲，冲射、冲突也；门，出入的门户也。该穴名意指脾经下部诸穴传来的经气由本穴上冲腹部。本穴物质为脾经腿膝下部经气汇聚而成，在本穴的运行为受热后的上冲之状，故名。

【位置】距耻骨联合上缘中点3.5寸。约当腹股沟外端上缘，髂外动脉搏动处外侧。

【解剖】在腹股沟韧带中点外侧的上方，腹外斜肌腱膜及腹内斜肌下部；内侧为股动脉、静脉；当股神经经过处。

【主治】腹痛、疝气、痔痛、小便不利、胎气上冲。

【操作】直刺 0.5 ~ 0.7 寸。

13.府舍穴

出自《针灸甲乙经》，属足太阴脾经，足太阳、足厥阴、阴维之会。

【位置】冲门上方 0.7 寸，任脉旁开 4 寸。

【解剖】在腹股沟韧带上方外侧，腹外斜肌腱膜及腹内斜肌下部，深层为腹横肌下部 (右为盲肠下部，左当乙状结肠下部)；有腹壁浅动脉，肋间动脉、静脉；布有髂腹股沟神经。

【主治】腹痛、疝气、腹满积聚、霍乱吐泻。

【操作】直刺 0.5 ~ 1 寸。

14.腹结穴

出自《针灸甲乙经》，属足太阴脾经。腹，腹部也；结，集结也。该穴名意指脾经的气血在此集结。本穴物质为府舍穴传来的地部泥水混合物，因本穴位处肉之陷，泥水混合物流至本穴为聚集之状，故名。

【位置】在府舍上 3 寸，任脉旁开 4 寸，府舍与大横的连线上。

【解剖】有腹内斜肌、外斜肌及腹横肌；布有第 11 肋间动脉、静脉和肋间神经。

【主治】绕脐腹痛、疝气、腹寒泄泻。

【操作】直刺 0.5 ~ 1.2 寸。

15.大横穴

出自《针灸甲乙经》。别名肾气。属足太阴脾经。足太阴、阴维之会。大，穴内气血作用的区域范围大也；横，穴内气血运动的方式为横向传输

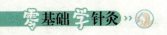

也，风也。该穴名意指本穴物质为天部横向传输的水湿风气。本穴物质为腹结穴传来的水湿云气，至本穴后因受脾部外散之热，水湿云气胀散而形成风气，其运行方式为天部的横向传输，故名。

【位置】在脐（神阙）旁开4寸处。

【解剖】有腹内斜肌、外斜肌及腹横肌；布有第10肋间动脉、静脉和肋间神经。

【主治】虚寒泻痢、大便秘结、小腹痛。

【操作】直刺0.5～1.2寸。

16. 腹哀穴

出自《针灸甲乙经》。属足太阴脾经。腹，腹部也，脾土也；哀，悲哀也。该穴名意指本穴的地部脾土受水之害。本穴物质为大横穴传来的天部水湿云气，至本穴后，水湿云气化雨降之于地部，脾土受湿而无生气之力，因而悲哀，哀其子金气不生也，故名。

【位置】在脐中（神阙）上3寸，任脉旁开4寸。

【解剖】有腹内斜肌、外斜肌及腹横肌；布有第8肋间动脉、静脉和肋间神经。

【主治】绕脐腹痛、消化不良、便秘、痢疾。

【操作】直刺0.5～1寸。

17. 食窦穴

出自《针灸甲乙经》，别名命关。"食窦"即食道也。本穴与食道有关，故能治食道各症。食窦穴取法，须先单臂上举，以开经穴之路，然后下针，乃有疗效，有此经道之开，乃通传导谷气之路，即开通食饮之孔道也，故简称"食窦"。

【位置】任脉旁开6寸，第5肋间隙中。

【解剖】在第 5 肋间隙前锯肌中,深层有第 5 肋间内肌、外肌;有胸腹壁静脉;布有第 5 肋间神经外侧皮支。

【主治】胸胁胀痛、腹胀肠鸣、反胃、食已即吐、噫气、水肿。

【操作】斜刺 0.5~0.8 寸。

18.天溪穴

出自《灵枢·经脉》。天,天部;溪,路径也。天溪名意指本穴的天部之气循脾经上行。本穴物质为食窦穴传来的水湿之气,在行至本穴的过程中不断吸热,吸热后循脾经进一步上走胸之上部,故名天溪。

【位置】在食窦上 1 肋,任脉旁开 6 寸,平第 4 肋间隙中。

【解剖】在胸大肌外下缘,下层为前锯肌,再深层为肋间内肌、外肌;有胸外侧动脉、静脉分支,胸腹壁动脉、静脉,第 4 肋间动脉、静脉;布有第 4 肋间神经。

【主治】胸部疼痛、咳嗽、乳痈、乳汁少。

【操作】斜刺 0.5~0.7 寸。

19.胸乡穴

出自《灵枢·经脉》。胸,胸部;乡,乡村也,边远之处。胸乡名意指脾经之气由此输散脾经之外。本穴物质为天溪穴传来的天部水湿之气,水湿会含量较少,至本穴后,因受心室外传之热,水湿之气进一步胀散并流散于脾经之外,如去到远离脾经的乡村之地,故名胸乡。

【位置】在天溪上 1 肋,任脉旁开 6 寸,第 3 肋间隙中。

【解剖】在胸大肌、胸小肌外缘,有前锯肌,下层为肋间内肌、外肌;有胸外侧动脉、静脉及第 3 肋间动脉、静脉;布有第 3 肋间神经。

【主治】胸胁胀痛、胸背痛不得卧。

【操作】斜刺 0.3~0.5 寸。

20.周荣穴

出自《针灸甲乙经》，原名周营，属足太阴脾经。周，遍布、环绕之意；荣，草类开花或谷类结穗的茂盛状态。该穴名意指脾经的地部水湿大量蒸发化为天部之气。本穴虽属脾经穴位，但脾经气血因胸乡穴的流散而无物传至本穴。本穴物质的来源是本穴上部区域散流至此的地部水液，至本穴后，因受心室外传之热的作用，地部水湿大量气化上行天部，气化之气如遍地开花之状，脾土也还其原本的燥热之性，故名。

【位置】在胸乡上1肋，任脉旁开6寸，第2肋间隙中。

【解剖】在胸大肌中，下层为胸小肌，肋间内肌外肌；有胸外侧动脉、静脉，第2肋间动脉、静脉；布有胸前神经肌支及第2肋间神经。

【主治】胸胁胀满、咳嗽、气喘、胁肋痛、食不下。

【操作】斜刺0.3～0.5寸。

21.大包穴

出自《灵枢·经脉》，属足太阴脾经。大，穴内气血涉及的范围为大、为广也；包，裹也、受也。本穴物质为大包穴上部区域流落下来的地部经水，因本穴位处肉之陷的低地势点，地部的泥水混合物在本穴汇聚并由本穴的地部孔隙内传脾脏，气血物质在此有如收裹之状，故名大包。

【位置】在腋下6寸，腋中线上，第6肋间隙中。

【解剖】有前锯肌；有胸背动脉、静脉及第6肋间动脉、静脉；布有第6肋间神经，当胸长神经直系的末端。

【主治】胸胁痛、气喘、全身疼痛、四肢无力。

【操作】斜刺0.3～0.5寸。

第十二节 足厥阴肝经

人体十二经脉之一。简称肝经。循行路线起于足大趾爪甲后丛毛处，沿足背向上至内踝前一寸处（中封穴），向上沿胫骨内缘，在内踝上8寸处交出足太阴脾经之后，上行过膝内侧，沿大腿内侧中线进入阴毛中，绕阴器，至小腹，挟胃两旁，属肝，络胆，向上穿过膈肌，分布于胁肋部，沿喉咙的后边，向上进入鼻咽部，上行连接目系出于额，上行与督脉会于头顶部。本经脉一分支从目系分出，下行于颊里，环绕在口唇的里边。又一分支从肝分出，穿过膈肌，向上注入肺，交于手太阴肺经。

本经一侧14穴，11穴分布于下肢内侧，3穴位于胸腹部。本经脉腧穴有：大敦、行间、太冲、中封、蠡沟、中都、膝关、曲泉、阴包、足五里、阴廉、急脉、章门、期门。主治肝胆病症、泌尿生殖系统、神经系统、眼科疾病和本经经脉所过部位的疾病。如：胸胁痛、少腹痛、疝气、遗尿、小便不利、遗精、月经不调、头痛目眩，下肢痹痛等症。

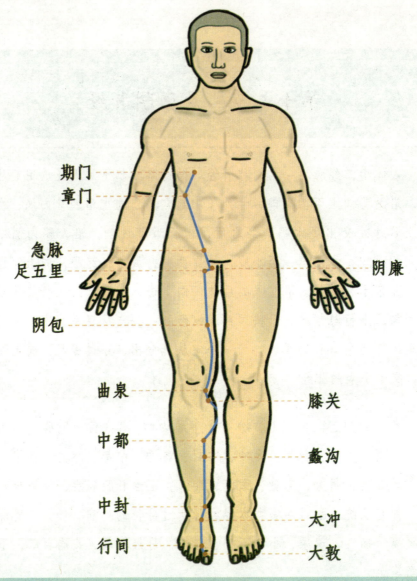

1.大敦穴

出自《灵枢·本输》,别名水泉、三毛、大顺、太敦、足大趾丛毛。敦,厚也。穴在足大趾端外侧,其肉敦厚;又穴当厥阴之初,厥阴根于大敦,穴处脉气聚结至博至厚,故而得名。

【位置】足拇趾腓侧,趾甲角根旁0.1寸。

【解剖】有足趾动脉、静脉,布有腓深神经的趾背神经。

【主治】经闭、崩漏、子宫脱垂、功能性子宫出血、疝气、遗尿、癫痫、阴茎痛、糖尿病。

【操作】直刺0.1~0.2寸或点刺出血。

2.行间穴

出自《灵枢·本输》。行，行走、流动、离开也；间，二者当中也。该穴名意指肝经的水湿风气由此顺传而上。本穴物质为大敦穴传来的湿重水气，至本穴后吸热并循肝经向上传输，气血物质遵循其应有的道路而行，故名。

【位置】足拇趾与次趾的趾缝后约0.5寸处。

【解剖】有足背静脉网，第1趾背侧动脉、静脉；腓神经的跖背侧神经分为趾背神经的分歧处。

【主治】足背肿痛、疝气、痛经、胸胁痛、目赤痛、头痛、癫痫、中风、高血压、青光眼、肋间神经痛、睾丸炎、功能性子宫出血。

【操作】斜刺0.5~0.8寸。

3.太冲穴

出自《灵枢·本输》，别名大冲。太，大也。穴当冲脉之支别处，肝与冲脉相应，脉气合而盛大，故名太冲。

【位置】足拇趾与次趾的趾缝向上2寸处。

【解剖】在足拇长伸肌腱外缘；有足静脉网，第1跖背侧动脉；布有腓深神经的跖背神经，深层为胫神经及足底内侧神经。

【主治】足背痛、下肢痿痹、疝气、月经不调、小儿惊风、呕逆、目赤肿痛、眩晕、癫痫、高血压、尿路感染、乳腺炎。

【操作】直刺0.5~1寸。

4. 中封穴

出自《灵枢·本输》，在人体脚的背侧。

【位置】内踝前1寸，胫骨前肌肌腱内缘凹陷中。

【解剖】在胫骨前肌腱的内侧；有足背静脉网，布有足背内侧皮神经的分支及隐神经。

【主治】疝气、遗精、小便不利、腹痛。

【操作】直刺0.5～0.8寸。

5. 蠡沟穴

出自《灵枢·经脉》，别名交仪。蠡即贝壳，沟即水沟，腓肠肌外形酷似贝壳，穴在其内侧沟中，故名蠡沟。

【位置】内踝高点上5寸，胫骨内侧面正中。

【解剖】在胫骨内侧下1/3处，其内后侧有大隐静脉，布有隐神经的前支。

【主治】胫部酸痛、月经不调、赤白带下、子宫脱垂、子宫内膜炎、疝气、睾丸肿痛、小便不利、小腹胀满。

【操作】平刺0.5～0.8寸。

6. 中都穴

出自《针灸甲乙经》。中字指体内运行；都指先君之旧宗庙，在此指对侧的肝脏。中都指刺激该穴后的经络感传不但可以到达同侧肝经和肝脏，还可到达对侧的肝脏。

【位置】内踝高点上7寸，胫骨内侧面正中。

【解剖】在胫骨内侧面，其内后侧有大隐静脉，布有隐神经的中支。

【主治】胁痛、腹胀、疝气、小腹痛、功能性子宫出血、产后病、急性肝炎、膝关节炎。

【操作】平刺0.5～0.8寸。

7.膝关穴

出自《针灸甲乙经》，属足厥阴肝经。膝，指穴在膝部也；关，关卡也。该穴名意指肝经的上行之气中滞重水湿在此沉降。本穴物质为中都穴传来的阴湿水气，至本穴后，滞重的水湿无力上行而沉降于下，只有少部分水气吸热后继续上行，本穴如同关卡一般阻挡滞重水湿的上行，故名。

【位置】屈膝，胫骨内髁后下方，阴陵泉后1寸处。

【解剖】在胫骨髁内侧后下方，腓肠肌内侧头的上部；深部有胫后动脉；布有腓肠肌内侧皮神经，深层为胫神经。

【主治】膝膑肿痛、下肢痿痹。

【操作】直刺0.8～1.3寸。

8.曲泉穴

出自《灵枢·本输》。屈膝时，当膝内侧横纹端上方凹陷中。

【位置】屈膝，膝内侧，腘横纹端。

【解剖】在胫内髁后缘，半膜肌、半腱肌止端之上方；有大隐静脉，膝最上动脉；布有隐神经，闭孔神经，深部为胫神经。

【主治】膝关节肿痛，下肢痿痹，月经不调、痛经、白带、子宫脱垂、小便不利、疝气、阳痿、遗精、头痛、目眩、癫狂。

【操作】直刺0.8～1.3寸。

9.阴包穴

出自《针灸甲乙经》。包，容、藏之义。穴当股内侧两筋之间凹陷中，阴部虚大有容之处，故名阴包。又一说：包，与胞、脬通，因穴善治前阴病涉及脬者，以及胞宫病，故名阴包。别名阴胞，归属足厥阴肝经，可用于治疗膀胱疾病和妇科病，临床多施以平补平泻法，宜灸。

【位置】股骨内上髁上4寸，股内肌与缝匠肌之间。

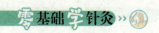

【解剖】在股内侧肌与缝匠肌之间，内收长肌中点，深层为内收短肌；有股动脉、静脉，旋股内侧动脉浅支；布有股前皮神经，闭孔神经浅支、深支。

【主治】月经不调、遗尿、小便不利、腰骶痛引小腹。

【操作】直刺 0.8 ~ 1.8 寸。

10. 足五里穴

出自《针灸甲乙经》。足，指穴在足部；五里，指本穴气血的作用范围如五里之广。本穴物质为阴廉穴传来的冷降水湿及水湿风气中的脾土尘埃，至本穴后由天部归降地部，覆盖的范围如五里之广，故名。五里名意与足五里同。

【位置】气冲下 3 寸处，内收长肌的内侧缘。

【解剖】有内收长肌，内收短肌；有股内侧动脉浅支；布有闭孔神经浅支和深支。

【主治】少腹胀痛、小便不通、阴挺、睾丸肿痛、嗜卧、四肢倦怠、颈项瘰疬。

【操作】直刺 0.8 ~ 1.4 寸。

11. 阴廉穴

出自《针灸甲乙经》。阴，指阴性水湿；廉，收廉之意。该穴名意指肝经的水湿风气在此散热吸湿冷缩。本穴物质为急脉穴扩散而至的水湿风气，至本穴后此水湿风气散热吸湿冷缩并聚集穴内，本穴如同肝经水湿的收廉之处，故名。

【位置】气冲直下 2 寸，内收长肌之外侧处。

【解剖】有内收长肌和内收短肌；有旋股内侧动脉、静脉的分支；布有股神经的内侧皮神经支，深层为闭孔神经的浅支和深支。

【主治】月经不调、赤白带下、小腹疼痛、股内侧痛、下肢挛急。

【操作】直刺 0.8 ~ 1.4 寸。

12.急脉穴

出自《素问·气府论》。急，急速也；脉，脉气也。该穴名意指肝经气血在此吸热后化为强劲的风气。本穴物质为阴廉穴吸热上行的弱小阴湿水气，至本穴后，因受冲脉的外散之热，此阴湿水气胀散并化为强劲的风气循肝经而行，故名。

【位置】气冲之外下方腹股沟处，耻骨联合下缘中点旁开 2.5 寸。

【解剖】有阴部外动脉、静脉分支及腹壁下动脉静脉的耻骨支，外方有股静脉；布有髂腹股沟神经，深层为闭孔神经分支。

【主治】疝气、阴挺、阴茎痛、少腹痛、股内侧痛。

【操作】避开动脉直刺 0.5 ~ 0.7 寸。

13.章门穴

出自《针灸甲乙经》，又名长平、胁髎、季胁。属足厥阴肝经，脾之募穴，八会穴之一（脏会）。

【位置】第 11 肋骨游离端下缘。

【解剖】有腹内斜肌、外斜肌及腹横肌；有肋间动脉末支；布有第 10 肋间神经；右侧当肝脏下缘，左侧当脾脏下缘。

【主治】胁痛、腹胀、肠鸣、泄泻、呕吐、黄疸、胸膜炎、肋间神经痛、胃肠炎。

【操作】直刺 0.5 ~ 0.8 寸。

14.期门穴

出自《黄帝内经·灵枢》，属足厥阴肝经。期，期望、约会之意。门，出入的门户。期门名意指天之中部的水湿之气由此输入肝经。本穴为肝经的最上一穴，由于下部的章门穴无物外传而使本穴处于气血物质的空虚状态。

但是，本穴又因位处人体前正中线及侧正中线的中间位置，既不阴又不阳、既不高亦不低，因而既无热气在此冷降也无经水在此停驻，所以，本穴作为肝经募穴，尽管其穴内气血空虚，却募集不到气血物质，唯有期望等待，故名期门。

【位置】乳头直下，第6肋间隙。

【解剖】在第6、7肋间内端，腹内斜肌、外斜肌腱膜中；有第6肋间动脉、静脉；布有第6肋间神经。

【主治】胸肋胀痛、胸中热、呕吐、呃逆、泄泻、咳喘、肋间神经痛、肝炎、胆囊炎、胃肠神经官能症。

【操作】斜刺0.5～0.7寸。注意右侧期门穴，如果针刺过深，手法过重，可能伤及肝脏，后果严重。

第十三节 足少阴肾经

人体十二经脉之一，简称肾经。循行部位起于足小趾下面，斜行于足心（涌泉穴）出行于舟状骨粗隆之下，沿内踝后缘，分出进入足跟，向上沿小腿内侧后缘，至腘内侧，上股内侧后缘入脊内（长强穴），穿过脊柱，属肾，络膀胱。本经脉直行于腹腔内，从肾上行，穿过肝和膈肌，进入肺，沿喉咙，到舌根两旁。本经脉一分支从肺中分出，络心，注于胸中，交于手厥阴心包经。

本经脉腧穴有：涌泉、然谷、太溪、大钟、水泉、照海、复溜、交信、筑宾、阴谷、横骨、大赫、气穴、四满、中注、肓俞、商曲、石关、阴都、腹通谷、幽门、步廊、神封、灵墟、神藏、彧中、俞府，共

27穴，左右合54穴。

主治泌尿生殖系统、神经精神方面病症，呼吸系统、消化系统和循环系统某些病症，以及本经脉所经过部位的病症。

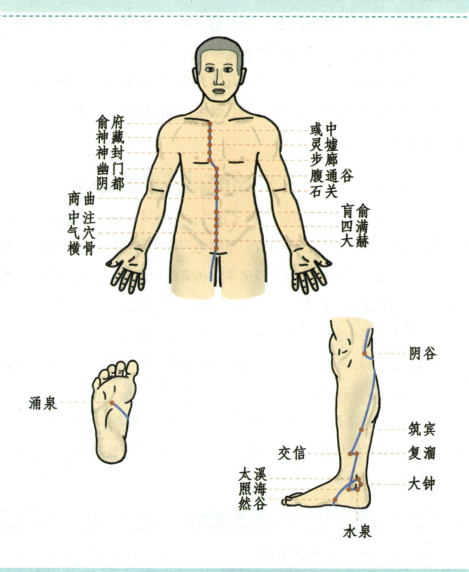

1.涌泉穴

涌泉穴是足少阴肾经的常用腧穴之一，出自《灵枢·经脉》。涌，外涌而出也；泉，泉水也。该穴名意指体内肾经的经水由此外涌而出体表。本穴为肾经经脉的第一穴,它联通肾经的体内体表经脉,肾经体内经脉中高温高压的水液由此外涌而出体表,故名。

【位置】在足底部,卷足时足前部凹陷处,约当第2、3趾趾缝纹头端与足跟连线的前1/3与后2/3交点上。

【解剖】有趾短屈肌腱,趾长屈肌腱,第二蚓状肌,深层为骨间肌;有来自胫前动脉的足底弓;布有足底内侧神经支。

【主治】头顶痛、头晕、眼花、耳鸣、耳聋、咽喉痛、舌干、失音、小便不利、大便难、小儿惊风、足心热、癫疾、霍乱转筋、昏厥。

【操作】直刺0.5~0.8寸。

2.然谷穴

然谷穴是足少阴肾经的常用腧穴之一,出自《灵枢·本输》,别名龙渊、然骨。然,燃也;谷,两山所夹空隙也。该穴名意指肾经外涌的地部经水在此大量气化。本穴物质为肾经涌泉穴传来的地部经水,性温热,至本穴后水液大量气化水湿,经水如同被燃烧蒸发一般,故名。

【位置】在足内侧缘,足舟骨粗隆下方,赤白肉际。

【解剖】有拇展肌,有跖内侧动脉及跗内侧动脉分支;布有小腿内侧皮神经末支及足底内侧神经。

【主治】月经不调、阴挺、阴痒、白浊、遗精、阳痿、小便不利、泄泻、胸胁胀痛、咳血、小儿脐风、口噤不开、消渴、黄疸、下肢痿痹、足跗痛。

【操作】直刺0.5~0.8寸。

3.太溪穴

太溪穴是足少阴肾经的常用腧穴之一,出自《针灸甲乙经》。太,大也;溪,溪流也。太溪名意指肾经水液在此形成较大的溪水。本穴物质为然谷穴传来的冷降之水,至本穴后,冷降水液形成了较为宽大的浅溪,故名太溪。

【位置】在足内侧，内踝后方，当内踝尖与跟腱之间的凹陷处。

【解剖】有胫后动、静脉；布有小腿内侧皮神经，当胫神经之经过处。

【主治】头痛目眩、咽喉肿痛、齿痛、耳聋、耳鸣、咳嗽、气喘、胸痛咳血、消渴、月经不调、失眠、健忘、遗精、阳痿、小便频数、腰脊痛、下肢厥冷、内踝肿痛。

【操作】直刺0.5～0.8寸。

4.大钟穴

出自《灵枢·经脉》，属足少阴肾经。大，巨大也；钟，古指编钟，为一种乐器，其声浑厚洪亮。该穴名意指肾经经水在此如瀑布从高处落下。本穴物质为太溪穴传来的地部经水，在本穴的运行为从高处流落低处，如瀑布落下一般，声如洪钟，故名。

【位置】在足内侧，内踝下方，当跟腱附着部的内侧前方凹陷处。

【解剖】有胫后动脉跟内侧支；布有小腿内侧皮神经及胫神经的跟骨内侧神经。

【主治】咳血、气喘、腰脊强痛、痴呆、嗜卧、足跟痛、二便不利、月经不调。

【操作】直刺0.3～0.5寸。

5.水泉穴

水泉穴是足少阴肾经的常用腧穴之一，出自《灵枢·经脉》。水，水液也；泉，水潭也。该穴名意指肾经水液在此聚集形成水潭。本穴物质为大钟穴传来的地部经水，在本穴聚集后如同水潭，故名。

【位置】在足内侧，内踝后下方，当太溪直下1寸，跟骨结节的内侧凹陷处。

【解剖】有胫后动脉跟内侧支，布有小腿内侧皮神经及胫神经的跟骨内侧神经。

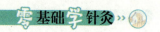

【主治】月经不调、痛经、阴挺、小便不利、目昏花、腹痛。

【操作】直刺0.3～0.5寸。

6.照海穴

照海穴是足少阴肾经的常有腧穴之一，出自《灵枢·经脉》。照，照射也；海，大水也。该穴名意指肾经经水在此大量蒸发。本穴物质为水泉穴传来的地部经水，至本穴后比水形成为一个较大水域，水域平静如镜，较多地接收受天部照射的热能而大量蒸发水液，故名。

【位置】在足内侧，内踝尖下方凹陷处。

【解剖】在拇展肌止点；后方有胫后动、静脉；布有小腿内侧皮神经，深部为胫神经本干。

【主治】咽喉干燥、痫证、失眠、嗜卧、惊恐不宁、目赤肿痛、月经不调、痛经、赤白带下、阴挺、阴痒、疝气、小便频数、不寐、脚气。

【操作】直刺0.5～0.8寸。

7.复溜穴

出自《灵枢·本输》，别名昌阳、伏白、外命，属足少阴肾经。复，再也；溜，悄悄地散失也。复溜名意指肾经的水湿之气在此再次吸热蒸发上行。本穴物质为照海穴传输来的寒湿水气，上行至本穴后在此再次吸收天部之热而蒸升，气血的散失如溜走一般，故名复溜。

【位置】在小腿内侧，太溪直上2寸，跟腱的前方。

【解剖】在比目鱼肌下端移行于跟腱处之内侧；前方有胫后动、静脉；布有腓肠内侧皮神经，小腿内侧皮神经，深层为胫神经。

【主治】泄泻、肠鸣、水肿、腹胀、腿肿、足痿、盗汗、脉微细时无、身热无汗、腰脊强痛。

【操作】直刺0.8～1寸。

8.交信穴

出自《针灸甲乙经》,别名内筋穴、竹柳穴。交,交流、交换也;信,信息也。该穴名意指肾经经气由此交于三阴交穴。本穴物质为复溜穴传来的水湿之气,因其吸热扬散而质轻,因此从本穴外走脾经气血所在的天部层次,故名。

【位置】在小腿内侧,当太溪直上2寸,复溜前0.5寸,胫骨内侧缘的后方。

【解剖】在趾长屈肌中;深层为胫后动、静脉;布有小腿内侧皮神经,后方为胫神经本干。

【主治】月经不调、崩漏、阴挺、泄泻、大便难、睾丸肿痛、五淋、疝气、阴痒、泻痢赤白、膝痛、股痛、内廉痛。

【操作】直刺0.5~1寸。

9.筑宾穴

筑宾穴是足少阴肾经的常用腧穴之一,出自《灵枢·经脉》。筑,通祝,为庆祝之意;宾,宾客也。该穴名意指足三阴经气血混合重组后的湿凉水气由此交于肾经。本穴物质为三阴交传来的湿凉水气(足三阴经气血在三阴交穴混合后既无热燥之性亦无寒冷之性),通肺金之气,由此传入肾经后为肾经所喜庆,本穴受此气血如待宾客,故名。

【位置】在小腿内侧,当太溪与阴谷的连线上,太溪上5寸,腓肠肌肌腹的内下方。

【解剖】在腓肠肌和趾长屈肌之间;深部有胫后动、静脉;布有腓肠内侧皮神经和小腿内侧皮神经,深层为胫神经本干。

【主治】癫狂、痫证、呕吐涎沫、疝痛、小儿脐疝、小腿内侧痛。

【操作】直刺0.5~0.8寸。

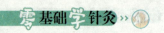

10.阴谷穴

阴谷穴是足少阴肾经的常用腧穴之一,出自《灵枢·经脉》。阴,阴性水湿也;谷,肉之大会也,两山所夹空隙也。该穴名意指肾经的水湿之气在此汇合并形成大范围的水湿云气。本穴物质为筑宾穴传来的水湿之气,行至本穴后聚集为水湿云气,水湿云气性寒冷,故名。

【位置】在腘窝内侧,屈膝时,当半腱肌肌腱与半膜肌肌腱之间。

【解剖】在半腱肌肌腱和半膜肌肌腱之间;有膝上内侧动、静脉;布有股内侧皮神经。

【主治】阳痿、疝痛、月经不调、崩漏、小便难、阴中痛、癫狂、膝股内侧痛。

【操作】直刺 0.8~1.2 寸。

11.横骨穴

出自《针灸甲乙经》,别名下极,属足少阴肾经。横,指穴内物质为横向移动的风气也;骨,指穴内物质中富含骨所主的水液。该穴名意指肾经的水湿云气在此横向外传。本穴物质为阴谷穴横行传至的冷湿水气,至本穴后,因吸热胀散并横向传于穴外,外传的风气中富含水湿,故名。

【位置】在下腹部,当脐中下 5 寸,前正中线旁开 0.5 寸。

【解剖】有腹内、外斜肌腱膜,腹横肌腱膜及腹直肌;有腹壁下动、静脉及阴部外动脉;布有髂腹下神经分支。

【主治】阴部痛、少腹痛、遗精、阳痿、遗尿、小便不通、疝气。

【操作】直刺 0.8~1.2 寸。

12.大赫穴

出自《针灸甲乙经》。大,大也、盛也;赫,红如火烧十分显耀也。大赫名意指体内冲脉的高温高湿之气由本穴而出肾经。本穴物质为体内冲脉外出的高温高压水湿之气，因其高温而如火烧一般显耀，因其高压而气强劲盛大，故名大赫。

【位置】在下腹部，当脐中下4寸，前正中线旁开0.5寸。

【解剖】有腹内、外斜肌腱膜，腹横肌腱膜和腹直肌；有腹壁下动、静脉肌支；布有肋下神经及髂腹下神经。

【主治】阴部痛、子宫脱垂、遗精、带下、月经不调、痛经、不妊、泄泻、痢疾。

【操作】直刺0.8～1.2寸。

13.气穴穴

出自《针灸甲乙经》，别名胞门、子户。气穴位于下腹部，属足少阴肾经，乃肾经与冲脉之会穴。既是肾气归聚之所，又在关元穴旁，为养生凝神入气之处，故名气穴。

【位置】在下腹部，当脐中下3寸，前正中线旁开0.5寸。

【解剖】在腹内、外斜肌腱膜，腹横肌腱膜和腹直肌中；有腹壁下动、静脉肌支；布有肋下神经及髂腹下神经。

【主治】月经不调、白带、小便不通、泄泻、痢疾、腰脊痛、阳痿。

【操作】直刺或斜刺0.8～1.2寸。

14.四满穴

四满穴是足少阴肾经的常用腧穴之一，出自《灵枢·经脉》。四，四面八方也；满，充斥、充满也。该穴名意指肾经冲脉气血在此散热冷凝、充斥穴内各个空间。本穴物质为气穴传来的热性水气，水气上行至此后热散冷凝化为雾状水滴并充满穴周，故名。

【位置】在下腹部，当脐中下2寸，前正中线旁开0.5寸。

【解剖】肌肉、血管同大赫，布有第11肋间神经。

【主治】月经不调、崩漏、带下、不孕、产后恶露不净、小腹痛、遗

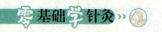

精、遗尿、疝气、便秘、水肿。

【操作】直刺 0.8 ~ 1.2 寸。

15.中注穴

出自《针灸甲乙经》，属足少阴肾经。中，与外相对，指里部；注，注入也。该穴名意指肾经冲脉的冷降经水由此注入体内。本穴物质为四满穴传来水津湿气，至本穴后则散热冷降为地部经水并由本穴的地部孔隙注入体内，故名。

【位置】在下腹部，当脐中下 1 寸，前正中线旁开 0.5 寸。

【解剖】在腹内、外斜肌腱膜，腹横肌腱膜及腹直肌中；有腹壁下动、静脉肌支；布有第十肋间神经。

【主治】月经不调、腰腹疼痛、大便燥结、泄泻、痢疾。

【操作】直刺 0.8 ~ 1.2 寸。

16.肓俞穴

出自《针灸甲乙经》，属足少阴肾经。肓，心下膈膜也，此指穴内物质为膏脂之类；俞，输也。该穴名意指胞宫中的膏脂之物由此外输体表。本穴物质为来自胞宫中的膏脂之物，膏脂之物由本穴的地部孔隙外输体表，故而得名。

【位置】在腹中部，当脐中旁开 0.5 寸。

【解剖】肌肉、血管同大赫；布有第 10 肋间神经。

【主治】腹痛绕脐、呕吐、腹胀、痢疾、泄泻、便秘、疝气、月经不调、腰脊痛。

【操作】直刺 0.8 ~ 1.2 寸。

17.商曲穴

出自《针灸甲乙经》，别名高曲、商谷，属足少阴肾经。商，金音，大肠属金，指代大肠；曲，弯曲。本穴内应大肠横曲处，故名商曲。

【位置】在上腹部，当脐中上2寸，前正中线旁开0.5寸。

【解剖】在腹直肌内缘，有腹壁上下动、静脉分支；布有第九肋间神经。

【主治】腹痛、泄泻、便秘、腹中积聚。

【操作】直刺0.5～0.8寸。

18.石关穴

石关穴是足少阴肾经的常用腧穴之一，出自《灵枢·经脉》。石，肾所主之水也；关，关卡也。该穴名意指肾经冲脉气血在此冷降为地部水液。本穴物质为商曲穴传来的水湿之气，至本穴后散热冷降为地部水液，地部水液不能循肾经上行，故名。

【位置】在上腹部，当脐中上3寸，前正中线旁开0.5寸。

【解剖】在腹直肌内缘，有腹壁上动、静脉分支；布有第九肋间神经。

【主治】呕吐、腹痛、便秘、产后腹痛、妇人不孕。

【操作】直刺0.5～0.8寸。

19.阴都穴

出自《针灸集成》，别名阴都。经，此指月经、经水；中，中部。该穴具有调节月经之功效，又位于下腹两侧之中部，故名。

【位置】在上腹部，当脐中上4寸，前正中线旁开0.5寸。

【解剖】在腹直肌内缘，有腹壁上动、静脉分支；布有第八肋间神经。

【主治】腹胀、肠鸣、腹痛、便秘、妇人不孕、胸胁满、疟疾。

【操作】直刺0.5～0.8寸。

20.腹通谷穴

出自《针灸甲乙经》，属足少阴肾经。腹，指本穴位于腹部；通，通道、通孔也；谷，两山间的凹陷处也。该穴名意指肾经冲脉气血在此散热冷降为经水后注入地之地部。本穴物质为阴都穴传来的水湿之气，至本穴后散热冷降而为地部经水，经水由本穴的地部孔隙注入地之地部，故名。

【位置】在上腹部，当脐中上5寸，前正中线旁开0.5寸。

【解剖】在腹直肌内缘，有腹壁上动、静脉分支，布有第8肋间神经。

【主治】腹痛、腹胀、呕吐、心痛、心悸、胸痛、暴喑。

【操作】直刺或斜刺0.5～0.8寸。

21.幽门穴

出自《针灸甲乙经》，属足少阴肾经。幽，深长、隐秘或阴暗的通道；门，出入的门户，胃之下口称为幽门。本穴所在位置的深部临近幽门，故称幽门穴。

【位置】在上腹部，当脐中上6寸，前正中线旁开0.5寸。

【解剖】在腹直肌内缘，有腹壁上动、静脉分支，布有第七肋间神经。

【主治】腹痛、呕吐、善哕、消化不良、泄泻、痢疾。

【操作】直刺0.5～0.8寸，不可深刺，以免伤及内脏。

22.步廊穴

出自《针灸甲乙经》，是足少阴肾经的常用腧穴之一。步，步行也；廊，走廊也。该穴名意指肾经上传的湿冷水气在此吸热后化风上行。本穴物质为幽门穴传来的寒湿水气，至本穴后，水气吸热胀散化风而行，风气吹刮地部的脾土微粒滚动向上，如人在走廊中行走一般，故名。

【位置】在胸部，当第5肋间隙，前正中线旁开2寸。

【解剖】在胸大肌起始部，有肋间外韧带及肋间内肌；有第五肋间动、静脉；布有第五肋间神经前皮支，深部为第五肋间神经。

【主治】胸痛、咳嗽、气喘、呕吐、不嗜食、乳痈。

【操作】斜刺或平刺0.5～0.8寸，不可深刺，以免伤及内脏。

23.神封穴

神封穴是足少阴肾经的常用腧穴之一，出自《灵枢·经脉》。神，与鬼相对，指该穴内的物质为天部之气；封，封堵也。该穴名意指肾经吸热上行至此的经气在此散热冷缩。本穴物质为步廊穴传来的水湿风气至本穴后，水湿风气势弱缓行并散热冷缩，大部分冷缩之气不能循经上行，如被封堵一般，故名。

【位置】在胸部，当第4肋间隙，前正中线旁开2寸。

【解剖】在胸大肌中，有肋间外韧带及肋间内肌；有第四肋间动、静脉；布有第四肋间神经前皮支，深部为第四肋间神经。

【主治】咳嗽、气喘、胸胁支满、呕吐、不嗜食、乳痈。

【操作】斜刺或平刺0.5~0.8寸。

24.灵墟穴

灵墟穴是足少阴肾经的常用腧穴之一，出自《针灸甲乙经》。灵，神灵也，与鬼相对，所指为天部之气；墟，土丘或故城遗址，指穴内物质空虚荒无。本穴物质为步廊穴传来的水湿风气，至本穴后，水湿风气势弱缓行并散热冷缩，大部分冷缩之气不能循经上行，如被封堵一般，由此得名。

【位置】在胸部，当第3肋间隙，前正中线旁开2寸。

【解剖】在胸大肌中，有肋间外韧带及肋间内肌；有第三肋间动、静脉；布有第三肋间神经前皮支，深层为第三肋间神经。

【主治】咳嗽、气喘、痰多、胸胁胀痛、呕吐、乳痈。

【操作】斜刺或平刺0.5~0.8寸。

25.神藏穴

神藏穴是足少阴肾经的常用腧穴之一，出自《灵枢·经脉》。神，与鬼相对，所指为天部之气；藏，收藏也，指气血物质由穴外汇入穴内。本穴为

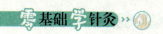

肾经之穴，所处为肾经的北方寒湿之地，由于肾经部经脉无物传至本穴，经穴之外天部的冷缩水气因之汇入穴内，本穴如同神气的收藏之地，故名。

【位置】在胸部，当第2肋间隙，前正中线旁开2寸。

【解剖】在胸大肌中，有肋间外韧带及肋间内肌；有第二肋间动、静脉；布有第二肋间神经前皮支，深层正当第二肋间神经。

【主治】咳嗽、气喘、胸痛、烦满、呕吐、不嗜食。

【操作】斜刺或平刺0.5～0.8寸。

26.彧中穴

出自《灵枢·经脉》。彧，茂盛的样子；中，与外相对，指穴之内部。彧中名意指肾经的寒湿水气在此吸热后化为充盛的阳气。本穴物质为神藏穴上传的水气，至本穴后，水气吸热而化为充盛于穴内的阳气，肾经气血在此重又恢复其茂盛之状，故名彧中。

【位置】在胸部，当第1肋间隙，前正中线旁开2寸。

【解剖】在胸大肌中，有肋间外韧带及肋间内肌；有第一肋间动、静脉；布有第一肋间神经前皮支，深层为第一肋间神经，皮下有锁骨上神经前支。

【主治】咳嗽、气喘、痰壅、胸胁胀满、不嗜食。

【操作】斜刺或平刺0.5～0.8寸。

27.俞府穴

俞府穴是足少阴肾经的常用腧穴之一，出自《灵枢·经脉》。俞，输也；府，体内脏腑也。该穴名意指肾经气血由此回归体内。本穴是肾经体内经脉与体表经脉在人体上部的交会点，彧中穴传来的湿热水气在本穴散热冷凝归降地部后由本穴的地部孔隙注入肾经的体内经脉，气血的流注方向是体内脏腑，故名。

【位置】在胸部，当锁骨下缘，前正中线旁开2寸。

【解剖】在胸大肌中，有胸内动、静脉的前穿支，布有锁骨上神经前支。

【主治】咳嗽、气喘、胸痛、呕吐、不嗜食。

【操作】斜刺或平刺 0.5～0.8 寸。

第十四节　任脉穴

奇经八脉之一，据《针灸甲乙经》及《医宗金鉴》等书载述，计有：会阴（督脉、冲脉会）、曲骨（足厥阴会）、中极（足三阴会）、关元（足三阴会）、石门、气海、阴交（冲脉会）、神阙、水分、下脘（足太阴会）、建里、中脘（手太阳、少阳、足阳明会）、上脘（手阳明、手太阳会）、巨阙、鸠尾、中庭、膻中、玉堂、紫宫、华盖、璇玑、天突（阴维会）、廉泉（阴维会）、承浆（足阳明会），共 24 穴。又交会于督脉的龈交，足阳明的承泣。

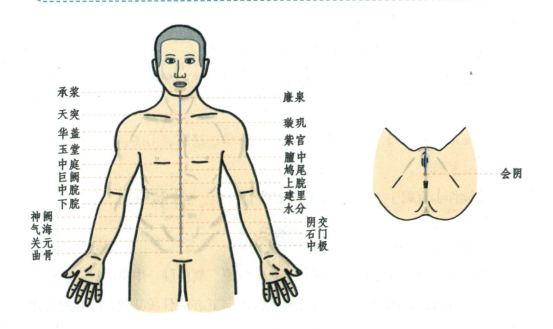

1.会阴穴

出自《针灸甲乙经》，别名屏翳、下极、金门。聚结相合之处为会。会阴居两阴间，为督、任、冲三脉的起点，三脉皆出两阴之间，会聚阴部，因名会阴。

【位置】男性在阴囊根部与肛门连线的中点处，女性在大阴唇后联合与肛门连线的中点处。

【解剖】在海绵体的中央，有会阴浅、深横肌；有会阴动、静脉分支；布有会阴神经的分支。

【主治】昏迷、癫狂、惊痫、小便难、遗尿、阴痛、阴痒、阴部汗湿、脱肛、阴挺、疝气、痔疾、月经不调、遗精。

【操作】直刺0.5～1寸。孕妇慎用。

2.曲骨穴

出自《针灸甲乙经》，别名回骨，属任脉。曲有弯曲之意，骨指骨骼。穴居横骨之上，毛际之中，考横骨即今之耻骨，其骨弯曲，形同偃月，穴当耻骨上缘之正中，因名曲骨。

【位置】前正中线上，耻骨联合上缘中点处。

【解剖】在腹白线上，有腹壁下动脉及闭孔动脉的分支，布有髂腹下神经的分支。

【主治】赤白带下、子宫内膜炎、产后病、遗精、阳痿、五脏虚弱、小便淋漓、膀胱炎。

【操作】直刺1~1.5寸，需排尿后进行针刺。孕妇慎用。

3.中极穴

出自《素问·骨空论》，别名玉泉、气原。属任脉。中指中央，尽端为极。穴属任脉，行腹部中线，至此极点，再向下有曲骨横其间，故在曲骨之上，设一中极，以示经尽极端，因名中极。

【位置】在下腹部，脐中下4寸，前正中线上。

【解剖】在腹白线上，有腹壁浅动、静脉分支和腹壁下动、静脉分支；布有髂腹下神经的前皮支；深部为乙状结肠。

【主治】肾炎、膀胱炎、盆腔炎、产后病、子宫脱垂、痛经、带下、疝气、阳痿、水肿、尿潴留。

【操作】直刺1～1.5寸，需排尿后进行针刺。孕妇慎用。

4.关元穴

出自《灵枢·寒热病》，别名三结交、下纪、次门、丹田、大中极，属任脉。关即关藏，元即元气，此穴在脐下3寸，为关藏人身元气之处，故名关元。

【位置】前正中线上，脐下3寸处。

【解剖】在腹白线上，有腹壁浅动、静脉分支和腹壁下动、静脉分支；布有第12肋间神经前皮支的内侧支；深部为小肠。

【主治】少腹痛、吐泻、疝气、遗精、阳痿、早泄、尿闭、尿道炎、痛经、盆腔炎、肠炎、中风脱症、虚弱无力、眩晕、小儿消化不良。

【操作】直刺1～1.5寸，需排尿后进行针刺，多用灸法。孕妇慎用。

5.石门穴

出自《针灸甲乙经》，别名：利机，精露，丹田，命门，端田。石，肾主之水也；门，出入的门户也。该穴名意指任脉气血中的水湿在此再一次冷缩。本穴物质为关元穴传来的水湿云气，至本穴后再一次散热冷缩为天之下部的水湿云气，只有少部分水湿吸热后循任脉上行，本穴如同任脉水湿之关卡，故名。

【位置】前正中线上，脐下2寸。

【解剖】在腹白线上，有腹壁浅动、静脉分支和腹壁下动、静脉分支；布有第11肋间神经前皮支的内侧支；深部为小肠。

【主治】腹痛、水肿、疝气、小便不利、泄泻、经闭、带下、崩漏。

【操作】直刺1~1.5寸，孕妇慎用。

6.气海穴

出自《针灸甲乙经》，别名脖胦、下肓、下气海，属任脉。海有聚会之意，穴居脐下，是穴为人体先天元气聚会之处，男子生气之海，主一身气疾，因名气海。

【位置】前正中线上，脐下1.5寸处。

【解剖】在腹白线上，有腹壁浅动、静脉分支和腹壁下动、静脉分支；布有第11肋间神经前皮支的内侧支；深部为小肠。

【主治】下腹痛、便秘、泄泻、闭经、崩漏、带下、子宫脱垂、阳痿、遗精、中风脱证、脘腹胀满、气喘、消瘦乏力、疝气、神经衰弱、肠炎。

【操作】直刺1~1.5寸，多用灸法。孕妇慎用。

7.阴交穴

出自《针灸甲乙经》，别名少关、横户，属任脉。交指会所。穴居脐下1寸，为任、冲、足少阴三脉聚而交会之处，三脉皆属阴经，腹亦属阴，因名阴交。

【位置】前正中线上，脐下1寸。

【解剖】在腹白线上，有腹壁浅动、静脉分支和腹壁下动、静脉分支；布有第10肋间神经前皮支的内侧支；深部为小肠。

【主治】绕脐冷痛、腹满水肿、泄泻、疝气、阴痒、小便不利、奔豚气、血崩、带下、产后恶露不止、小儿陷囟、腰膝拘挛。

【操作】直刺1~1.5寸。孕妇慎用。

8.神阙穴

出自《外台秘要》，别称脐中、气舍、气合，属任脉。变化莫测为神，阙指要处，穴当脐孔，是处胎生之时，联系脐带以供胎儿之营养，故又命蒂。名之神阙，是因胎儿赖此宫阙，输送营养，灌注全身，遂使胎体逐渐发育，变化莫测，因名神阙。

【位置】肚脐正中。

【解剖】在脐窝正中，有腹壁下动、静脉，布有第10肋间神经前皮支的内侧支，深部为小肠。

【主治】泄泻、脱肛、脐腹痛、尿路感染、妇人血冷不孕、产后尿潴留、中风脱证、抽搐、昏厥、水肿、腹水、肠炎、痢疾。

【操作】一般不针，多用艾条灸或艾炷隔盐灸法。

9.水分穴

出自《针灸甲乙经》，别名分水、中守。水指水谷，别出为分。穴在下脘下1寸，适当小肠下口，主治腹胀水肿、大小便不利，针之有利水、分别清浊之力，因名水分。

【位置】前正中线上，脐上1寸。

【解剖】在腹白线上，有腹壁下动、静脉，布有第8、9肋间神经前皮支的内侧支，深部为小肠。

【主治】腹水、腹胀、脐周痛、反胃、泄泻、水肿、腰脊强急、肠炎、胃炎、尿路感染。

【操作】直刺1~1.5寸，水病多用灸法。

10.下脘穴

出自《针灸甲乙经》，又作"下管"。因部位在胃脘下部而得名。

【位置】前正中线上，脐上2寸。

【解剖】在腹白线上，有腹壁上、下动、静脉的分支，布有第8肋间神经前皮支的内侧支，深部为横结肠。

【主治】腹胀、消化不良、呕逆、泄泻、胃肠炎、胃溃疡、胃痉挛。

【操作】直刺1～1.5寸。

11.建里穴

出自《针灸甲乙经》，属任脉。建有置的含义，里指居处。该穴正置胃腑，主治胃疾，可调健脾胃，使腹里安定，因名建里。

【位置】前正中线上，脐上3寸。

【解剖】在腹白线上，有腹壁上、下动、静脉的分支，布有第8肋间神经前皮支的内侧支，深部为横结肠。

【主治】胃脘疼痛、腹胀、呕吐、食欲不振、肠中切痛、水肿。

【操作】直刺1～1.5寸。

12.中脘穴

出自《针灸甲乙经》，别名上纪、太仓、胃脘。属任脉。中指中部，又有中央的含义，脘同管。穴属胃募，位居心蔽骨与脐连线的正中，内部适当胃的中部，主治胃疾，因名中脘。

【位置】前正中线上，脐上4寸。

【解剖】在腹白线上，有腹壁上动、静脉，布有第7、8肋间神经前皮支的内侧支，深部为胃幽门部。

【主治】胃肠疾患、喘息、失眠、癫痫、子宫脱垂、荨麻疹、食物中毒、小儿疳积、脏躁症。

【操作】直刺1～1.5寸。

13.上脘穴

出自《灵枢·四时气》中，别称上管（《千金方》），属于任脉。上与下相对，脘同管。位居心蔽骨下3寸，适当胃的上口贲门处，主治胃疾，因名上脘。

【位置】前正中线上，脐上5寸。

【解剖】在腹白线上，有腹壁上动、静脉分支，布有第7肋间神经前皮支的内侧支，深部为肝下缘及胃幽门部。

【主治】胃肠病患、咳嗽多痰、黄疸、虚痨吐血、肝炎、膈肌痉挛。

【操作】直刺1~1.5寸。

14.巨阙穴

出自《伤寒论·平脉法》，属任脉。巨，大也；阙，通缺，亏缺也。巨阙名意指胸腹上部的湿热水气在此聚集。本穴位处胸腹交接处的凹陷部位，任脉上、下二部皆无气血传至本穴，穴内气血为来自胸腹上部的天部湿热水气，此气因其热，既不能升又不能降，在本穴为聚集之状，本穴如同巨大的空缺一般将外部的水气聚集，故名巨阙。巨缺名意与巨阙同。

【位置】前正中线上，脐上6寸。

【解剖】在腹白线上，有腹壁上动、静脉分支，布有第7肋间神经前皮支的内侧支，深部为肝脏。

【主治】胸痛、心悸、呕吐、吞酸、癫狂。

【操作】向下斜刺0.5~1寸；不可深刺，以免伤及肝脏。

15.鸠尾穴

出自《灵枢·九针十二原》，别称尾翳、心厌、神府，属任脉。鸠指布谷鸟，因左右两肋似鸟翼，剑突像鸟尾，是穴正当剑突下方，内有胃府，胃为藏谷之所，因名鸠尾。

【位置】剑突下，脐上7寸。

【解剖】在腹白线上，腹直肌起始部，有腹壁上动、静脉分支；布有第

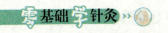

6肋间神经前皮支的内侧支；深部为肝脏。

【主治】胸痛、腹胀、癫狂。

【操作】向下斜刺 0.5～1 寸。

16.中庭穴

出自《针灸甲乙经》，属任脉。中，为天地人三部的中部也；庭，庭院也。该穴名意指任脉气血在此位于天之中部。本穴物质为鸠尾穴传来的湿热水气，散热冷降至本穴后为聚集之状，如气血聚集于庭院之中，故名。

【位置】胸骨中线上，平第 5 肋间，胸剑联合的中点处。

【解剖】在剑胸结合部，有胸廓内动、静脉的前穿支，布有第 5 肋间神经前皮支的内侧支。

【主治】胸腹胀痛、噎膈、呕吐、心痛、梅核气。

【操作】平刺 0.3～0.5 寸。

17.膻中穴

出自《灵枢·经脉》，别称元儿、胸堂、元见、上气海。膻指空腔，中指中央。因穴在玉堂之下的胸腔中部，适当两乳中间，且因膻中为心之外周，代心布令，居于胸膜之中，因名膻中。

【位置】前正中线上，两乳头之间，平第 4 肋间隙。

【解剖】在胸骨体上，有胸廓内动、静脉的前穿支，布有第 4 肋间神经前皮支的内侧支。

【主治】胸闷、气短、咳嗽、心绞痛、心悸、噎膈、产妇少乳、乳腺炎、哮喘、气管炎、肋间神经痛。

【操作】平刺 0.3～0.5 寸。

18.玉堂穴

出自《针灸甲乙经》，别称玉英，属于任脉。居处为堂，玉指肺言，穴居心位，为心主之居处，加之该穴主治胸中满，不得卧，喘逆上气，呕吐烦心，此皆属肺疾，因名玉堂。

【位置】胸骨中线上，平第3肋间隙。

【解剖】在胸骨体中点，有胸廓内动、静脉的前穿支，布有第3肋间神经前皮支的内侧支。

【主治】膺胸疼痛、咳嗽、气短、喘息、喉痹、咽肿、呕吐寒痰、两乳肿痛。

【操作】平刺0.3～0.5寸。

19.紫宫穴

出自《针灸甲乙经》，属任脉。紫指赤色，与绛同义；中央为宫。昔称心脏为"绛宫"，可见紫宫实指心主，任脉至此，正内合于心，心为血之主宰，穴当其处，因为紫宫。

【位置】胸骨中线上，横平第2肋间隙。

【解剖】在胸骨体上，有胸廓内动、静脉的前穿支，布有第2肋间神经前皮支的内侧支。

【主治】咳嗽、气喘、胸胁支满、胸痛、喉痹、吐血、呕吐、饮食不下。

【操作】平刺0.3～0.5寸。

20.华盖穴

出自《针灸甲乙经》，属任脉。华有营养之意，盖指伞，又有覆护之意，肺为五脏之华盖，主治肺病诸疾，针此有宣肺平喘之力，实有保护肺脏之功效，而肺叶覆盖于心上，形似华丽之伞，因名其穴为华盖。

【位置】胸骨中线上，横平第1肋间隙。

【解剖】在胸骨角上，有胸廓内动、静脉的前穿支，布有第1肋间神经前皮支的内侧支。

【主治】咳嗽、气喘、胸痛、胁肋痛、喉痹、咽肿。

【操作】平刺 0.3～0.5 寸。

21.璇玑穴

出自《针灸甲乙经》，属任脉。璇玑的璇指旋转，玑有动的含义，即旋转灵活滑利。当人吞咽的时候，喉骨环圆转动，穴当其处，主治咽喉诸疾，因名璇玑。

【位置】在胸部，胸骨上窝下 1 寸，前正中线上。

【解剖】在胸骨柄上，有胸廓内动、静脉的前穿支，布有胸锁上神经前支及第 1 肋间神经前皮支的内侧支。

【主治】咳嗽、气喘、胸满痛、喉痹、咽喉肿痛、积食。

【操作】平刺 0.3～0.5 寸。

22.天突穴

出自《灵枢·本输》，别称玉户、天瞿，属任脉。天指上言，突指喉结突起。穴在喉结下凹窝中，主治咽喉疾病，针此能通利肺气，使之爽利通畅，因名天突。

【位置】在颈前区，胸骨上窝中央，前正中线上。

【解剖】在胸骨切迹中央，左右胸锁乳突肌之间，深层为胸骨舌骨肌和胸骨甲状肌；皮下有颈静脉弓、甲状腺下动脉分支，深部为气管，向下胸骨柄后方为无名静脉及主动脉弓；布有锁骨上神经前支。

【主治】哮喘、咳嗽、失音、咽喉肿痛、梅核气、噎膈、甲状腺肿大、慢性咽炎、气管炎、喉炎、扁桃体炎。

【操作】先直刺 0.2～0.3 寸，然后将针尖向下，紧靠胸骨柄后方刺入 1～1.5 寸。必须严格掌握针刺的角度和深度，以防刺伤肺和有关动、静脉。

23. 廉泉穴

出自《灵枢·热病》，别称本池、舌本，属于任脉。舌为廉，又指棱角状；液为泉。因穴上有喉结，形似棱角，内当舌下，时有津液所出，犹似清泉，主治舌纵涎出，因名其穴为廉泉。

【位置】正坐，微仰头，在喉结上方，舌骨体上缘中点处。

【解剖】在舌骨上方，左右颏舌骨肌之间，深部为会厌，下方为喉门，有甲状舌骨肌、舌肌；有颈前浅静脉，甲状腺上动、静脉；布有颈皮神经的分支，深层为舌根，有舌下神经及舌咽神经的分支。

【主治】舌下肿痛、舌根急缩、舌纵涎出、舌强、中风失语、舌干口燥、口舌生疮、暴喑、喉痹、聋哑、咳嗽、哮喘、消渴、食不下。

【操作】向舌根斜刺 0.5～0.8 寸。

24. 承浆穴

出自《针灸甲乙经》，别称下唇、天池、鬼市、悬浆，承指受，浆指口涎。穴在下唇正中，口涎流出，此处承受，因名承浆。

【位置】下唇下正中凹陷处。

【解剖】在口轮匝肌和颏肌之间，有下唇动、静脉分支，布有面神经的下颌支及颏神经分支。

【主治】口㖞、牙痛、口疮、失音、面肿、面瘫、癔症性失语、糖尿病。

【操作】斜刺 0.3～0.5 寸。

第十五节　督脉穴

据《针灸甲乙经》及《医宗金鉴》等书载，计有：长强（少阴所结）、腰俞、腰阳关、命门、悬枢、脊中、中枢、筋缩、至阳、灵台、神道、身柱、陶道（足太阳会）、大椎（足三阳会）、哑门（阳维会）、风府（阳维会）、脑户（足太阳会）、强间、后顶、百会（足太阳会）、前顶、囟会、上星、神庭（足太阳、阳明会）、印堂、素髎、水沟（手、足阳明会）、兑端、龈交，共29穴。又交会于足太阳的风门、任脉的会阴。分布于头、面、项、背、腰、骶部之后正中线上。主治神经系统、呼吸系统、消化系统、泌尿生殖系统、运动系统病症，以及热性病症和本经所过部位之病症。

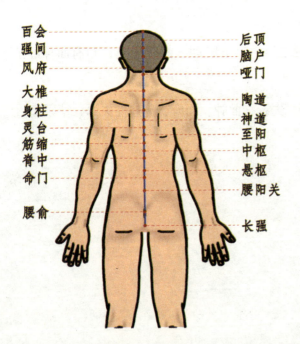

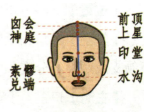

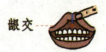

1.长强穴

出自《灵枢·经脉》，别名气之阴郄、橛骨、气郄、为之、骨骶，属督脉。循环无端为长，强有健运不息之意。穴在脊柱骨的尾端，是督阳初始之处。人体脊柱从颈到尾能自由转动弯曲，为荷重的主力，其气健运不息，循环无端，加之督脉阳气盛而强，故将督脉初始之处，名为长强。

【位置】在会阴区，尾骨下方，尾骨端与肛门连线的中点处。

【解剖】在肛尾韧带中；有肛门动、静脉分支，棘突间静脉丛的延续部；布有尾神经后支及肛门神经。

【主治】泄泻、痔疾、便秘、便血、脱肛、腰脊痛。

【操作】紧靠尾骨前面斜刺0.8~1寸。不宜直刺，以免伤及直肠。

2.腰俞穴

出自《素问·缪刺论》，别名背鲜、髓空、腰户、腰柱、髓俞，属督脉。腰指腰部，俞指脉气传输之处，穴当腰眼处，主治腰部疾患，针此能活络壮腰，因名腰俞。

【位置】位于后背部正中线骶管裂孔中。

【解剖】在骶后韧带、腰背筋膜中；有骶中动、静脉后支，棘间静脉丛；布有尾神经分支。

【主治】腰脊强痛、腹泻、便秘、痔疮、脱肛、便血、癫痫、淋浊、月经不调、下肢痿痹。

【操作】向上斜刺0.5～1寸。

3.腰阳关穴

出自《素问·骨空论》，别名脊阳关，背阳关，属督脉。是穴适当关元俞上方，又相当腹部关元穴之上部，两旁有大肠俞。关元为元阳交会之处，此穴属督脉，位居腰背，脉气通于大肠俞，为督阳与大肠交会所，因

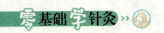

名腰阳关。

【位置】在脊柱区，第 4 腰椎棘突下凹陷中，后正中线上。

【解剖】在腰背筋膜、棘上韧带及棘间韧带中，有腰动脉后支、棘间皮下静脉丛，布有腰神经后支的内侧支。

【主治】腰骶疼痛，下肢痿痹、月经不调、赤白带下、遗精、阳痿、便血。

【操作】直刺或向上斜刺 0.5～1 寸。多用灸法。

4.命门穴

出自《针灸甲乙经》，别称属累，属督脉。位于第 2、3 腰椎棘突间。命，指生命；门，指门户。穴在第二腰椎棘突下，两肾俞之间，当肾间动气处，为元气之根本，生命之门户，故名。

【位置】在脊柱区，第 2 腰椎棘突下凹陷中，后正中线上。

【解剖】在腰背筋膜、棘上韧带及棘间韧带中，有腰动脉后支和棘间皮下静脉丛，布有腰神经后支的内侧支。

【主治】腰背强硬疼痛、带下、阳痿、遗尿、泄泻。

【操作】直刺或向上斜刺 0.5～1 寸。多用灸法。

5.悬枢穴

出自《针灸甲乙经》，属督脉。悬指系，通上连下为枢。脊中上方为中枢，此穴在脊中下方，是三焦上下运行的枢纽，因名其穴为悬枢。

【位置】在脊柱区，第 1 腰椎棘突下凹陷中，后正中线上。

【解剖】在腰背筋膜、棘上韧带及棘间韧带中，有腰动脉后支和棘间皮下静脉丛，布有腰神经后支的内侧支，深部为脊髓。

【主治】腰脊强痛、腹胀、腹痛、完谷不化、泄泻、痢疾。

【操作】直刺或向上斜刺 0.5～1 寸。

6. 脊中穴

出自《素问·玉机真藏论》，别名神宗、脊俞，属督脉。脊指脊柱，中指中部。脊柱共 21 椎节，此穴在第 11 椎下，适当脊柱全数的中部，因名其穴为脊中。

【位置】在脊柱区，第 11 胸椎棘突下凹陷中，后正中线上。

【解剖】在腰背筋膜、棘上韧带及棘间韧带中，有第 11 肋间动脉后支和棘间皮下静脉丛，布有第 11 胸神经后支的内侧支，深部为脊髓。

【主治】癫痫、黄疸、腹泻、痢疾、痔疮、脱肛、便血、腰脊强痛、小儿疳积。

【操作】向上斜刺 0.5～1 寸。

7. 中枢穴

出自《素问·气府论》，属督脉。穴当脊中上一关节，为脊中的枢转处，因名中枢。

【位置】在脊柱区，第 10 胸椎棘突下凹陷中，后正中线上。

【解剖】在腰背筋膜、棘上韧带及棘间韧带中，有第 10 肋间动脉后支和棘间皮下静脉丛，布有第 10 胸神经后支的内侧支，深部为脊髓。

【主治】黄疸、呕吐、腹满、胃痛、食欲不振、腰背痛。

【操作】向上斜刺 0.5～1 寸。

8. 筋缩穴

出自《针灸甲乙经》，属督脉。筋泛指筋肉，缩有抽搐之意。穴当肝俞中央，考肝属木，在体主筋，该穴主治狂痫瘛疭，痉挛抽搐诸疾，因名筋缩。

【位置】在脊柱区，第 9 胸椎棘突下凹陷中，后正中线上。

【解剖】在腰背筋膜、棘上韧带及棘间韧带中，有第 9 肋间动脉后支和

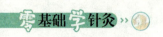

棘间皮下静脉丛，布有第9胸神经后支的内侧支，深部为脊髓。

【主治】癫狂、惊痫、抽搐、脊强、背痛、胃痛、黄疸、筋挛拘急。

【操作】向上斜刺 0.5～1 寸。

9. 至阳穴

出自《针灸甲乙经》，别名肺底，属督脉。至有极的含义。穴属督脉，位于背部，当七椎之下，考督脉为阳经，背亦属阳，七乃阳数，三阳为极，因名至阳。

【位置】在脊柱区，第7胸椎棘突下凹陷中，后正中线上。

【解剖】在腰背筋膜、棘上韧带及棘间韧带中；有第7肋间动脉后支和棘间皮下静脉丛；布有第7胸神经后支的内侧支；深部为脊髓。

【主治】胸胁胀痛、腰背痛、黄疸、胆囊炎、胃肠炎、肋间神经痛。

【操作】向上斜刺 0.5～1 寸。

10. 灵台穴

出自《素问·气府论》，属督脉，别名肺底。灵指心神，台指居处。因穴近心脏，为心神之居所，主治心神诸疾，因名灵台。

【位置】在脊柱区，第6胸椎棘突下凹陷中，后正中线上。

【解剖】在腰背筋膜、棘上韧带及棘间韧带中，有第6肋间动脉后支和棘间皮下静脉丛，布有第6胸神经后支的内侧支，深部为脊髓。

【主治】咳嗽、气喘、项强、背痛、身热、疔疮。

【操作】向上斜刺 0.5～1 寸。

11. 神道穴

出自《针灸甲乙经》，别名冲道，属督脉。神指心神，通路为道。是穴位于脊之五椎下，适当心俞之正中，为心气之通道，主治恍惚、悲愁、心气不畅诸疾，因名神道。

【位置】在脊柱区，第5胸椎棘突下凹陷中，后正中线上。

【解剖】在腰背筋膜、棘上韧带及棘间韧带中，有第5肋间动脉后支和棘间皮下静脉丛，布有第5胸神经后支的内侧支，深部为脊髓。

【主治】心痛、惊悸、怔忡、失眠健忘、中风不语、癫痫、腰脊痛、肩背痛、咳嗽、气喘。

【操作】向上斜刺0.5～1寸。

12.身柱穴

出自《针灸甲乙经》，属督脉。支持为柱。穴在肺俞正中，适当两肩胛的中央，为肩胛荷重的支柱，因名身柱。

【位置】在脊柱区，第3胸椎棘突下凹陷中，后正中线上。

【解剖】在腰背筋膜、棘上韧带及棘间韧带中，有第3肋间动脉后支和棘间皮下静脉丛，布有第3胸神经后支的内侧支，深部为脊髓。

【主治】身热头痛、咳嗽、气喘、惊厥、癫狂、痫证、腰脊强痛、疔疮。

【操作】向上斜刺0.5～1寸。

13.陶道穴

出自《针灸甲乙经》，属督脉。陶有乐的含义。穴在大椎节下间，主治郁闷不畅、恍惚不乐、针此可使胸怀舒畅，其乐陶陶，因名陶道。

【位置】在脊柱区，第1胸椎棘突下凹陷中，后正中线上。

【解剖】在腰背筋膜、棘上韧带及棘间韧带中，有第1肋间动脉后支和棘间皮下静脉丛，布有第1胸神经后支的内侧支，深部为脊髓。

【主治】头痛项强、恶寒发热、咳嗽、气喘、骨蒸潮热、胸痛、脊背酸痛、疟疾、癫狂、角弓反张。

【操作】向上斜刺0.5～1寸。

14. 大椎穴

出自《素问·气府论》，别名百劳、上杼，属督脉。大有高起、开始之意。穴在第1椎凹陷处，是处脊椎较其他脊骨稍大高起，因名大椎。

【位置】在脊柱区，第7颈椎棘突下凹陷中，后正中线上。

【解剖】在腰背筋膜、棘上韧带及棘间韧带中，有颈横动脉分支和棘间皮下静脉丛，布有第8颈神经后支的内侧支，深部为脊髓。

【主治】颈项强直、抽搐、肩颈疼痛、肺胀胁满、咳嗽、喘急、小儿惊风、风疹、癫狂、黄疸、感冒。

【操作】向上斜刺0.5～1寸。

15. 哑门穴

出自《素问·气府论》，别名舌横、舌厌，属督脉。哑，发不出声也，此指阳气在此开始衰败；门，出入的门户也。哑门名意指督阳气在此散热冷缩。本穴物质为大椎穴传来的阳热之气，至本穴后因其热散而收引，阳气的散热收引太过则使人不能发声，故名哑门。

【位置】在颈后区，第2颈椎棘突上际凹陷中，后正中线上。

【解剖】在项韧带和项肌中，深部为弓间韧带和脊髓；有枕动、静脉分支及棘间静脉丛；布有第3颈神经和枕大神经支。

【主治】舌强不语、失音、颈项强直、癫狂、痫证、癔症、抽搐、脑瘫、舌肌麻痹、脑膜炎、脊髓炎。

【操作】正坐位，头微前倾，项部放松，向下颌方向缓慢刺入0.5~1寸；不可向上深刺，以免刺入枕骨大孔，伤及延髓。

16. 风府穴

出自《素问·气府论》，别名本穴、鬼穴，属督脉。风指穴内气血为风气也；府，府宅也。风府名意指督脉之气在此吸湿化风。本穴物质为哑门穴传来的天部阳气，至本穴后，此气散热吸湿并化为天部横行的风气，本穴为天部风气的重要生发之源，以此得名风府。

【位置】在颈后区，枕外隆凸直下，两侧斜方肌之间凹陷中。

【解剖】在项韧带和项肌中，深部为环枕后膜和小脑延髓池；有枕动、静脉分支及棘间静脉丛；布有第3颈神经和枕大神经分支。

【主治】舌强不语、咽喉肿痛、失音、头痛、眩晕、颈项强急、中风、癫狂、抽搐、感冒、癔症。

【操作】正坐位，头微前倾，项部放松，向下颌方向缓慢刺入0.5~1寸；不可向上深刺，以免刺入枕骨大孔，伤及延髓。

17.脑户穴

出自《素问·刺禁论》，别名匝风、会额、合颅、仰风、会颅、迎风，属督脉。脑，指脑髓；户，出入通行之处为户。

【位置】在头部，枕外隆凸的上缘凹陷中。

【解剖】在左右枕骨肌之间，有左右枕动、静脉分支，布有枕大神经分支。

【主治】头重、头痛、面赤、目黄、眩晕、面痛、音哑、项强、癫狂、痫证、瘿瘤。

【操作】平刺0.5~0.8寸。

18.强间穴

出自《素问·气府论》，别名大羽，属督脉。强即强硬，间为中间，此穴当顶骨与枕骨结合之中间，主治项部强硬等，故名强间。

【位置】在头部，后发际正中直上4寸。

【解剖】在浅筋膜、帽状腱膜中，有左右枕动、静脉吻合网，布有枕大神经分支。

【主治】头痛、目眩、颈项强痛、癫狂痫证、心烦、失眠。

【操作】平刺 0.5 ~ 0.8 寸。

19. 后顶穴

出自《针灸甲乙经》，别名交冲。后即后方，顶即头顶，此穴在头顶之后方，故名后顶。

【位置】在头部，后发际正中直上 5.5 寸。

【解剖】在浅筋膜、帽状腱膜中，有左右枕动、静脉吻合网，布有枕大神经分支。

【主治】头痛、眩晕、项强、癫狂痫证、心烦、失眠。

【操作】平刺 0.5 ~ 0.8 寸。

20. 百会穴

出自《针灸甲乙经》，别名"三阳五会"，属督脉。百即百脉，会即交会，此穴在巅顶部，是足三阳、足厥阴和督脉等众多经脉交会之处，故名百会。

【位置】在头部，前发际正中直上 5 寸。

【解剖】在帽状腱膜中，有左右颞浅动、静脉及左右枕动、静脉吻合网，布有枕大神经及额神经分支。

【主治】头痛、眩晕、头胀、健忘、脱肛、泄泻、子宫脱垂、抽搐、喘息、偏瘫、癫痫、高血压、阿尔茨海默病、休克。

【操作】平刺 0.5 ~ 0.8 寸，升阳举陷可用灸法。

21. 前顶穴

出自《针灸甲乙经》，属督脉。前，是指前部之意；顶，挤顶、顶撞也。前顶穴名意指前面督脉的上行之气，在本穴的位置被顶撞而不能上行。

【位置】在头部，前发际正中直上 3.5 寸。

【解剖】在帽状腱膜中，有左右颞浅动、静脉吻合网，布有额神经分支及枕大神经分支。

【主治】癫痫、目眩、头顶痛、鼻渊、目赤肿痛、小儿惊风。

【操作】平刺 0.5～0.8 寸。

22.囟会穴

出自《灵枢·热病》，别名囟门、顶门、天窗，属督脉。囟，指囟门；会，指会合。穴在颅骨冠状缝和矢状缝会合处，婴儿时脑髓未充，头骨不合，俗称囟门。年长时囟门渐合，穴当其处，故名囟会。

【位置】头部中线入前发际 2 寸处。

【解剖】在帽状腱膜中，有左右颞浅动、静脉吻合网，布有额神经分支。

【主治】头痛、目眩、面赤暴肿、鼻渊、鼻衄、鼻痛、癫痫、嗜睡、小儿惊风。

【操作】平刺 0.5～0.8 寸。小儿前囟未闭者禁针。

23.上星穴

出自《针灸甲乙经》，属督脉。上，上行也；星，指穴内的上行气血如星点般细小也。该穴名意指督脉气血在此吸热后缓慢向上蒸升。本穴物质为神庭穴传来的温热水气，在本穴为缓慢蒸升之状，上行气血如星点般细小，故名。

【位置】头部中线入前发际 1 寸处。

【解剖】在左右额肌交界处；有额动、静脉分支，颞浅动、静脉分支；布有额神经分支。

【主治】头痛、眩晕、目赤肿痛、迎风流泪、面赤肿痛、鼻渊、鼻衄、鼻痛、小儿惊风、疟疾、热病、癫狂痫症。

【操作】平刺 0.5～0.8 寸。

24.神庭穴

出自《针灸甲乙经》，别名发际，属督脉。

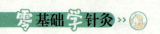

【位置】前发际正中直上0.5寸处。

【解剖】在左右额肌交界处，有额动、静脉分支，布有额神经分支。

【主治】头晕、目眩、鼻炎、鼻衄、目赤肿痛、夜盲、泪囊炎、结膜炎、抽搐、癫狂、痫证、神经官能症、失眠健忘、精神分裂症。

【操作】平刺0.5～0.8寸。

25.印堂穴

出自《扁鹊神应针灸玉龙经》。印，泛指图章；堂，庭堂。古代指额部两眉头之间为"阙"，星相家称之为印堂，因穴位于此处，故名。

【位置】在头部，两眉毛内侧端中间的凹陷中。

【解剖】在降眉间肌中，浅层有滑车上神经分布，深层有面神经颞支和内眦动脉分布。

【主治】痴呆、痫证、失眠、健忘等神志病证，头痛、眩晕、鼻衄、鼻渊、小儿惊风、产后血晕、子痫。

【操作】提捏局部皮肤，平刺0.3～0.5寸；或用三棱针点刺出血。

26.素髎穴

出自《素问·气府论》，别名面王，属督脉。素指鼻茎，髎即骨隙，此穴在鼻茎下端的骨隙中，故名素髎。

【位置】鼻背下端之鼻尖正中处。

【解剖】在鼻尖软骨中，有面动、静脉鼻背支，布有筛前神经鼻外支（眼神经分支）。

【主治】鼻塞、鼻衄、鼻流清涕、鼻中息肉、鼻渊、惊厥、昏迷、新生儿窒息、休克、呼吸衰竭。

【操作】向上斜刺0.3～0.5寸，或点刺出血。

27.水沟穴

出自《针灸甲乙经》,《肘后备急方》名人中,别名鬼宫、鬼市、鬼客厅,属督脉。

【位置】在面部,人中沟的上 1/3 与中 1/3 交点处。

【解剖】在口轮匝肌中,有上唇动、静脉,布有眶下神经的分支及面神经颊支。

【主治】昏迷、晕厥、中风、中暑、休克、呼吸衰竭等急危重症,为急救要穴之一。癔症、癫狂痫、急慢惊风等神志病、鼻塞、鼻衄、面肿、口歪、齿痛、牙关紧闭等面鼻口部病证,闪挫腰痛。

【操作】向上斜刺 0.3 ~ 0.5 寸,强刺激,或指甲掐按。

28.兑端穴

出自《针灸甲乙经》,别名兑骨,属督脉。兑,为口;端,指人中沟唇端。穴在唇上端,故名兑端。

【位置】人中沟下端之皮肤与唇移行处。

【解剖】在口轮匝肌中,有上唇动、静脉,布有眶下神经支及面神经颊支。

【主治】昏迷、晕厥、癫狂、消渴嗜饮、口疮臭秽、齿痛、口噤、鼻塞。

【操作】向上斜刺 0.2 ~ 0.3 寸。

29.龈交穴

出自《素问·气府论》,别名齿根生、龈缝、筋中。龈,指齿龈,穴在上牙龈与上唇相交处,为任、督、足阳明之会,故名。

【位置】上唇系带与齿龈之移行处。

【解剖】有上唇系带,有上唇动、静脉,布有上颌神经分支。

【主治】齿龈肿痛、口噤、口臭、齿衄、鼻渊、面赤颊肿、面部疮癣、癫狂。

【操作】向上斜刺 0.2 ~ 0.3 寸,或用三棱针挑刺。

第十六节 经外奇穴

经外奇穴，简称奇穴，指不归属于十四经，但具有固定名称、位置和一定主治作用的腧穴，一般都是在阿是穴的基础上发展来的，其中部分穴位如膏肓俞、厥阴俞等，后来还补充到十四经穴中，可见经外奇穴本身又是经穴发展的来源。历代中医文献中多有关于奇穴的记载，但得到公认的奇穴分别是四神聪、当阳、印堂、鱼腰、太阳穴、耳尖、球后、上迎香、内迎香、聚泉、海泉、金津、玉液、翳明、颈百劳、子宫穴、定喘、夹脊、胃脘下俞、痞根、腰宜、下极俞、腰眼、十七椎、腰奇、肘尖、二白、中泉、中魁、大骨空、小骨空、腰痛点、外劳宫、八邪、四缝、十宣、髋骨、鹤顶、百虫窝、内膝眼、膝眼、胆囊、阑尾、内踝尖、外踝尖、八风、独阴、气端等共48个。

一、头颈部穴

1.四神聪穴

出自《银海精微》，别名神聪四穴、神聪、四穴。神，神志；聪，聪明。主治神志失调，耳目不聪等病症，故名神聪。

【位置】在头顶部，百会前后左右各1寸，共4穴。

【解剖】布有枕动、静脉，颞浅动、静脉顶支和眶上动、静脉的吻合网，有枕大神经，耳颞神经及眶上神经的分支。

【主治】头痛、眩晕、失眠、健忘、癫痫等神志病证，目疾。

【操作】平刺0.5～0.8寸。

2.鱼腰穴

出自《银海精微》。眼眉形状如鱼，本穴位于其中点，故名。

【位置】在头部，瞳孔直上，眉毛中。

【解剖】有皮肤、眼轮匝肌和枕额肌额腹。

【主治】眉棱骨痛、眼睑瞤动、眼睑下垂、口眼歪斜等口面病证，目赤肿痛、目翳等目疾。

【操作】平刺0.3～0.5寸。

3.太阳穴

出自《银海精微》，别名前关、当阳，有左为太阳，右为太阴之说。太阳穴在中医经络学上被称为"经外奇穴"，也是最早被各家武术拳谱列为要害部位的"死穴"之一。

【位置】在头部，眉梢与目外眦之间，向后约一横指的凹陷中。

【解剖】有颧神经的分支颧面神经，面神经的颞支和颧支，下颌神经的颞神经和颞浅动、静脉的分支或属支。

【主治】头痛、目赤肿痛、眼睑瞤动、色盲、面瘫。

【操作】直刺0.3～0.5寸，或点刺出血。

4.耳尖穴

出自《针灸大成》。在耳郭的上方，当折耳向前，耳郭上方的尖端处。

【位置】在耳区，外耳轮的最高点。

【解剖】穴下有皮肤、皮下组织和耳郭软骨。分布有颞浅动、静脉的耳前支，耳后动静脉的耳后支、耳颞神经耳前支、枕小神经耳后支和面神经耳支等。

【主治】头痛、目疾、咽喉痛。

【操作】直刺或斜刺0.1～0.2寸，或用三棱针点刺出血。

5.球后穴

出自现代《常用经穴解剖学定位》。本穴位置在眼球的后方,故名。

【位置】在面部,眶下缘外1/4与内3/4交界处。

【解剖】浅层有上颌神经颧颞支和眶下神经分布。深层有面神经颧支和颞浅动脉肌支分布;进入眶内可刺及眶下神经干、下直肌、下斜肌和眶脂体,有眼神经和动眼神经分布。

【主治】目赤肿痛、目翳、视物不清、青盲、雀目等目疾,口㖞。

【操作】轻推眼球向上,向眶缘缓慢直刺0.5～1.5寸。

6.上迎香穴

出自《银海精微》,别名鼻通、鼻穿、穿鼻。上,上下之上;迎,迎接;香,香味,泛指气味。穴在鼻部,大肠经迎香穴之上方,故名。

【位置】在面部,鼻翼软骨与鼻甲的交界处,近鼻唇沟上端处。

【解剖】布有筛前神经,滑车下神经,眶下神经分支和面动、静脉。

【主治】鼻疾、鼻部疮疖。

【操作】向内上方斜刺0.3～0.5寸。

7.金津、玉液

出自《针灸大成》,别名廉泉,舌下穴。位于舌下两侧,夹舌两边,正位于舌侧缘,左为金津,右为玉液,计2穴。金,黄金,在此比喻贵重;津,唾液,穴在口腔舌系带左侧。玉,宝玉,在此亦比喻为贵重;液,津液,穴在口腔舌系带右侧。两者分别正对左、右舌下腺管开口处,为唾液进入口腔之重要部位。古人以津液为贵重,故名。

【位置】在口腔内,舌下系带静脉上,左侧称金津,右侧称玉液。

【解剖】浅层有舌神经(发自下颌神经)和舌深静脉干经过,深层有舌神经、舌下神经和舌动脉分布。

【主治】舌强、舌肿、口疮、喉痹、消渴、呕吐、泄泻、失语。

【操作】点刺出血。

8.夹承浆穴

见于《中华口腔科杂志》，又名颏髎。在颏部，正对下颌骨颏孔，即地仓穴直下方，与承浆穴相平处，左右计2穴。

【位置】在面部，承浆穴旁开1寸处。

【解剖】穴下有皮肤、皮下组织、降下唇肌和下颌骨的颏孔。皮肤有下颌神经的下牙槽神经终支、颏神经分支分布。皮下组织内有面神经、面动脉的分支。降下唇肌由面神经的下颌缘支支配。

【主治】齿龈肿痛、口歪。

【操作】斜刺或平刺0.3～0.5寸。

9.牵正穴

出自《常用新医疗法手册》，为治口眼歪斜之要穴。

【位置】在面颊部，耳垂前0.5～1寸。

【解剖】浅层有耳大神经分布，深层有面神经颊支、下颌神经咬肌支和咬肌动脉分布。

【主治】口歪、口疮。

【操作】向前斜刺0.5～1寸。

10.翳明穴

出自《中华针灸学》。翳，翳障；明，光明。穴在翳风后一寸，能治眼病，如除去翳障重见光明，故名翳明。

【位置】在颈部，翳风后1寸。

【解剖】浅层有耳大神经和枕小神经分布；深层有副神经、颈神经后支和耳后动脉分布；再深层有迷走神经干、副神经干和颈内动、静脉经过。

【主治】目赤肿痛、目翳、视物不清、青盲、雀目等目疾，耳鸣、耳聋等耳病。

【操作】直刺 0.5～1 寸。

11.颈百劳穴

出自《针灸资生经》。本穴位于颈项部，主要针对劳伤病证，故名。

【位置】在颈部，第 7 颈椎棘突直上 2 寸，后正中线旁开 1 寸。

【解剖】浅层有第 4、5 颈神经后支的皮支，深层有第 4、5 颈神经后支的分支。

【主治】咳嗽、气喘、骨蒸潮热、盗汗、瘰疬、颈痹项痛。

【操作】直刺 0.5～1 寸。

12.安眠穴

出自《常用新医疗法手册》，治疗失眠之要穴。在翳风与风池两穴连线之中点。

【位置】在项部，翳风穴与风池穴连线的中点。

【解剖】布有枕动、静脉，耳大神经和枕小神经。

【主治】失眠、头痛、眩晕、心悸、癫狂等心神病。

【操作】直刺 0.5～1 寸。

二、胸腹部穴

1.子宫穴

出自《针灸大全》，别名侠玉泉、肖必。

【位置】在下腹部，脐中下 4 寸，前正中线旁开 3 寸。

【解剖】浅层有髂腹下神经和腹壁浅动脉分布，深层有髂腹股沟神经的肌支和腹壁下动脉分布,再深层可进入腹腔刺及小肠。

【主治】月经不调、痛经、崩漏、阴挺、不孕症等妇科病证。

【操作】直刺 0.8 ～ 1.2 寸。

2.三角灸穴

出自《神应经》《集成》,别名疝气、脐旁。主要治疗疝气,腹痛。

【位置】以患者两口角的长度为一边,做一等边三角形。将顶角置于患者脐心,底边呈水平线,于两底角处取穴。

【解剖】穴区有腹壁下动、静脉和第 10 肋间神经分布。

【主治】疝气、奔豚、绕脐疼痛、不孕。

【操作】艾炷灸 5 ～ 7 壮。

三、背部穴

1.定喘穴

出自《常用新医疗法手册》,别名喘息,治喘。

【位置】在脊柱区,横平第 7 颈椎棘突下,后正中线旁开 0.5 寸。

【解剖】浅层有颈神经后支的皮支分布;深层有颈神经后支的肌支,副神经和颈横动脉,颈深动脉分布。

【主治】哮喘、咳嗽、肩背痛、落枕。

【操作】直刺 0.5 ～ 1 寸。

2.夹脊穴

出自《素问·缪刺论》,为名医华佗所创,又名华佗夹脊穴、华佗穴、佗脊、脊旁等。夹又作挟脊,指挟于脊柱两旁,相对的方向固定不动;脊指脊柱。

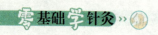

【位置】在脊柱区，第1胸椎至第5腰椎棘突下两侧，后正中线旁开0.5寸，一侧17穴。

【解剖】浅层有胸或腰神经后支的皮支分布。深层有胸或腰神经后支和肋间后动脉，腰动脉分布。

【主治】上胸部的穴位治疗心肺及上肢病证，下胸部穴位治疗胃肠病证，腰部的穴位治疗腰腹及下肢病证。

【操作】直刺0.5～1寸，或梅花针叩刺。

3.胃脘下俞

出自《千金要方》。胃脘，中医学人体部位名称，泛指肋弓以下之腹上部；下，上下之下；俞，气血转输之处。穴在背部，能治胃脘部痛症，故名。

【位置】在脊柱区，横平第8胸椎棘突下，后正中线旁开1.5寸。

【解剖】浅层有第8胸神经后支的皮支分布，深层有第8胸神经后支的肌支和肋间后动脉分布。

【主治】胃痛、腹痛、胸胁痛、消渴。

【操作】斜刺0.3～0.5寸。

4.痞根穴

出自《医经小学》。痞就是痞块的意思，指腹内肿大的器官。痞根的意思就是指难消痞块可除根。

【位置】在腰区，横平第1腰椎棘突下，旁开3.5寸。

【解剖】穴下有皮肤、皮下组织、背阔肌、骶棘肌和腰方肌。分布有第12胸神经和第1、2腰神经后支的内侧支。

【主治】痞块、腰痛、胃炎、胃痉挛等胃病。

【操作】直刺0.5～1寸。

5.腰眼穴

出自《肘后备急方》,别名鬼眼。腰,腰部;眼,犹言关键、要点。

【位置】在腰区,横平第4腰椎棘突下,后正中线旁开约3.5寸凹陷中。

【解剖】浅层有第3腰神经后支的皮支分布,深层有第4腰神经后支的肌支和腰动脉分布。

【主治】腰痛、月经不调、带下、尿频、尿急。

【操作】直刺0.5~1寸。

6.十七椎穴

出自《千金翼方》,位于第五腰椎棘突和第一骶椎假棘突之间处。

【位置】在腰区,第5腰椎棘突下。

【解剖】穴下有皮肤、皮下组织、棘上韧带、棘间韧带,浅层有第5腰神经后支的皮支分布,深层有第5腰神经后支的肌支和腰动脉分布。

【主治】腰腿痛、下肢瘫痪、痛经、崩漏、遗尿。

【操作】直刺0.5~1寸。

7.腰奇穴

出自《中医杂志》,该穴为邻近腰俞的经外奇穴,故名腰奇。

【位置】在骶区,尾骨端直上2寸,骶角之间凹陷中。

【解剖】浅层有臀中皮神经分布,深层有骶神经后支和骶中动脉分布,再深可进入骶管裂孔。

【主治】腰骶痛、癫痫、头痛、不寐、便秘。

【操作】向上平刺1~1.5寸。

四、上肢部穴

1. 肩前穴

出自现代《中医临床新编》,别名肩内棱。本穴在肩之前方,故名肩前。

【位置】正坐垂肩,腋前皱襞顶端与肩髃连线的中点。

【解剖】浅层有锁骨上神经外侧支分布,深层有腋神经,肌皮神经和胸肩峰动脉分布。

【主治】肩臂痛、臂不能举等肩臂疾患。

【操作】直刺1~1.5寸。

2. 肘尖穴

出自《奇效良方》,又名大肘尖。肘指肘关节。尖为高或顶端的意思,肘尖穴位于尺骨鹰嘴的尖端,故名"肘尖"。

【位置】在肘后区,尺骨鹰嘴的尖端。

【解剖】穴区有前臂背侧皮神经和肘关节动脉网分布。

【主治】瘰疬、痈疽、肠痈。

【操作】艾炷灸7~15壮。

3. 二白穴

出自《扁鹊神应针灸玉龙经》。二指数量。白指白色、明亮的意思。本穴位于桡侧腕屈肌腱的两侧,此处肉嫩皮白,一侧有二穴,故名二白。

【位置】在前臂前区,腕掌侧远端横纹上4寸,桡侧腕屈肌腱的两侧,一肢2穴。

【解剖】有桡动、静脉和骨间掌侧动、静脉,分布有前臂内侧皮神经、前臂外侧皮神经,正中神经和桡神经。

【主治】痔疾、脱肛、前臂痛、胸肋痛。

【操作】直刺 0.5～0.8 寸。

4.中魁穴

出自《扁鹊神应针灸玉龙经》。中，指的是正中心；魁，首或第一的意思。首为阳，尾为阴，故名。

【位置】在手中指背面近侧指间关节的中点处。

【解剖】穴区有桡、尺神经的指背神经和指背动脉分布。

【主治】牙痛、鼻出血、噎膈、反胃、呕吐。

【操作】灸。

5.大骨空穴

出自《备急灸法》。骨空，骨节间空隙，穴当拇指指间关间空隙处，故名大骨空。

【位置】在手拇指背面指间关节的中点处。

【解剖】穴下有皮肤、皮下组织和拇长伸肌腱，分布有桡神经浅支的指背神经。

【主治】目痛、目翳、内障、吐泻、衄血。

【操作】直刺 0.1~0.2 寸。

6.小骨空穴

出自《扁鹊神应针灸玉龙经》，别名小骨孔、小空骨、骨空。骨节间空隙，穴位在小指指间关节间空隙处，故名小骨空。

【位置】在手小指背面指间关节的中点处。

【解剖】穴下有皮肤、皮下组织、指背腱膜和小指伸肌腱，分布有尺神经的指背神经。

【主治】目赤肿痛、目翳、喉痛。

【操作】灸法。

7. 腰痛点

出自《小儿推拿方脉活婴秘旨全书》，属上肢部奇穴，别名威灵穴、精灵穴。腰指腰部，痛指疼痛，点指很小的部位。此穴能治疗缓解腰痛，故名腰痛点。

【位置】在手背，第2、3掌骨间及第4、5掌骨间，腕背侧远端横纹与掌指关节的中点处，一手2穴。

【解剖】浅层有桡神经浅支的手背支（桡侧穴）和尺神经手背支（尺侧穴）分布。深层有桡神经肌支和掌背动脉分布。

【主治】急性腰扭伤。

【操作】直刺0.3~0.5寸。

8. 外劳宫穴

出自《小儿推拿方脉活婴秘旨全书》，别名叉气、项强、落零五、落枕。

【位置】在手背，第2、3掌骨间，掌指关节后0.5寸（指寸）凹陷中。

【解剖】布有桡神经浅支的指背神经，手背静脉网和掌背动脉。

【主治】落枕、手背红肿、手指麻木。

【操作】直刺0.5~0.8寸。

9. 八邪穴

出自《医经小学》。别名八关、八关大刺。八，基数词；邪，泛指引起疾病的因素。一名八穴，能治疗因受邪气所致的病症，故名。

【位置】在手背，第1~5指间，指蹼缘后方赤白肉际处，左右共8穴。

【解剖】浅层有桡神经浅支的手背支，尺神经手背支和手背静脉网分布；深层有尺神经肌支和掌背动脉分布。

【主治】毒蛇咬伤、手指疼痛、麻木、手背肿痛、目痛、烦热。

【操作】斜刺0.5~0.8寸,或点刺出血。

10.四缝穴

出自《奇效良方》。在第2~5指掌侧,近端指关节的中央,一侧四穴。

【位置】在手指,第2~5指掌面的近侧指间关节横纹的中央,一手4穴。

【解剖】浅层有掌侧固有神经和指掌侧固有动脉分布,深层有正中神经肌支(桡侧2个半手指)和尺神经肌支(尺侧1个半手指)分布。

【主治】小儿疳积、百日咳。

【操作】直刺0.1~0.2寸,点刺出血或挤出少许黄白色透明黏液。

11.十宣穴

出自《针灸大成》,别名鬼城。由手指头处十个穴点组合而成。位于手十指头上,去爪甲0.1寸处约十个穴点,位置在手十指尖端,左右共10穴。

【位置】在手指,十指尖端,距指甲游离缘0.1寸(指寸),左右共10穴。

【解剖】布有指掌侧固有神经(桡侧3个半手指由正中神经发出,尺侧1个半手指由尺神经发出)和掌侧固有动脉分布。

【主治】中风、昏迷、晕厥、中暑、高热等急症,咽喉肿痛、手指麻木。

【操作】直刺0.1~0.2寸,或点刺出血。

五、下肢部穴

1.鹤顶穴

出自《医学纲目》,别名膝顶。鹤顶,仙鹤之头顶。膝关节状如仙鹤之头顶,穴在膝关节髌骨顶端,故名鹤顶。

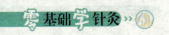

【位置】在膝前区，髌底中点的上方凹陷中。

【解剖】浅层有股神经前皮支分布。深层有股神经肌支和膝关节动脉网分布。

【主治】膝痛、腿足无力、鹤膝风、脚气等下肢病证。

【操作】直刺1～1.5寸。

2.百虫窝穴

出自《针灸大成》，别名血郄、百虫窠。百，虚数词，许多之义；窝，虫居之地。因本穴善治百虫爬身之皮肤瘙痒，故名百虫窝。

【位置】在股前区，髌底内侧端上3寸。

【解剖】浅层有股神经前皮支分布，深层有股神经肌支和股动脉分布。

【主治】虫积、风湿痒疹、下部生疮。

【操作】直刺1.5～2寸。

3.内膝眼穴

出自《备急千金要方》，别名膝目。膝，膝部；眼，眼窝。膝关节髌韧带两侧之间凹陷处，状如眼窝，穴在其上，故名。

【位置】屈膝，在髌韧带两侧凹陷处，在内侧的称为内膝眼。

【解剖】浅层有隐神经分支和股神经前皮支分布，深层有股神经关节支和膝关节动脉网分布。

【主治】膝痛、腿痛、脚气等下肢病证。

【操作】向膝中斜刺0.5～1寸，或透刺对侧膝眼。

4.胆囊穴

出自《中华外科杂志》，别名胆囊点。通过此穴可以诊断出胆囊疾病，对胆囊疾病也有很好的治疗效果，故名。

【位置】在小腿外侧，腓骨小头直下2寸。

【解剖】浅层有腓肠外侧皮神经分布。深层有腓深神经干和胫前动、静脉经过，并有腓浅神经肌支和胫前动脉分布。

【主治】胁痛、胆虫症等胆道病证，下肢痿痹。

【操作】直刺 1～1.5 寸。

5. 阑尾穴

最早出自《针灸学》。这个穴不是古穴，所以在古代的医学典籍里没有明确的记载。

【位置】在小腿外侧，髌韧带外侧凹陷下 5 寸，胫骨前嵴外一横指（中指）。

【解剖】浅层有腓肠外侧皮神经分布；深层有腓深神经干和胫前动、静脉经过，并有腓深神经肌支，胫神经肌支和胫前动脉分布。

【主治】腹痛、胃痛、消化不良、下肢痿痹。

【操作】直刺 1～1.5 寸。

6. 八风穴

出自《奇效良方》（一说出自《素问·刺疟》），别名阴独八穴、八冲穴。

【位置】在足背，第 1～5 趾间，趾蹼缘后方赤白肉际处，一侧 4 穴，左右共 8 穴。

【解剖】布有趾背神经（八风 1 为腓深神经终末支，八风 2、3、4 为腓浅神经终末支）和趾背动脉分布。

【主治】毒蛇咬伤、足跗肿痛、足趾麻木无力、脚气。

【操作】斜刺 0.5～0.8 寸，或点刺出血。

7. 独阴穴

出自《针灸大成》，别名独会。独指单一，一侧足趾下仅此一穴；阴指位置在下，本穴位于足下，故名。

【位置】在足底，第2趾的跖侧远端趾间关节中点。

【解剖】穴下有皮肤、皮下组织和趾短、长屈肌腱。分布有足底内侧神经趾足底总神经的足趾底固有神经。

【主治】胸胁痛、卒心痛、呕吐、月经不调、疝气。

【操作】直刺0.1 ~ 0.2寸。孕妇禁用。

第二章
针灸的基础知识及手法

针灸选择什么工具，用哪些针刺的方法呢？针刺的角度和深度有哪些讲究？本章将针对这些针灸初学者常有的疑惑给予详细解答，让针灸的实践操作更安全！

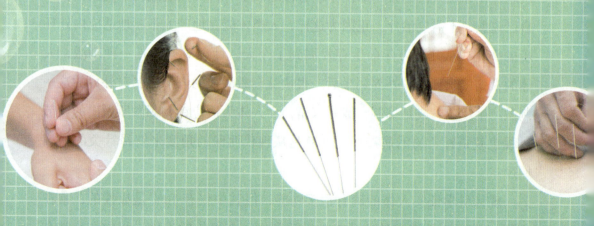

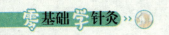

第一节 针灸的治病机制

针和灸是两种不同的治病方法。针法指用针灸针具在体表的穴位上进行针刺来达到治疗疾病的目的。灸法是将艾绒做成的艾炷、艾条，点燃后熏灼体表的相关穴位，通过温热刺激而达到治疗疾病的目的。

针灸为什么能治病，古今中外一直在研究，说法很多，但至今尚无定论。究其原因，主要是当今对调整人体机能的研究，常局限于神经反射、生化反应和生物分子物理运动的作用方面，而国内外对针灸的研究工作也因此常停留在这些范围内进行，未能深究人体潜在功能的作用。有学者认为针灸穴位所引起的神经冲动，能激活人体的潜在功能，对人体以神经系统为主的各个系统、器官组织的功能产生强有力的调节作用，以防治各种疾病和抗衰老，这就是针灸的根本机能。

人体是一个非常高级且精密的生物体，它有非常完善和复杂的自我调节机制，比如说人体的某一部位不小心被划破了，人体会通过调节机制让伤口自己痊愈，不需要治疗。正因为这样，人类才能在地球上不断地适应内外环境的变化，从几百万年前生存发展到了今天。针灸对人体是一种刺激，人体的大脑接收到这一外界刺激后，很快就会激活人的调节机制对外界的这一刺激产生反应，或是抑制，或是兴奋，而人体为适应针刺刺激所做出的调节过程也就是针灸的治病过程。这就是从现代西医的角度来解释针灸的治病原理。

现代科学证实人体的确有很多功能，但其中仅有10%是显性的，常在应用，而90%是潜在的，还未被激活利用。在漫长的进化过程中，人类在防御侵害、寻求食物和延续生命的三大活动中，历尽无数艰难险阻和疾病的折磨，为了适应环境生存而产生某些能力，这些后天获得逐渐进化为先天具有，其中有的功能由于一直在应用，成为显性；有的功能虽已遗传下来，但因后天环境的改变而逐渐不再应用了，则为潜在的。

人体有一套行使其作用的功能装置，主要包括中枢、内脏和躯体三大部分，它们在人体内有机、紧密、精巧地结合。人体的功能装置内藏着错综复杂的分节性牵连，故亦可称之为神经节段功能装置。在患病时，中枢内能建立病理反射来沟通许多功能装置，以增强防治病患的功能，这也是机体在进化过程中，适应生存环境所形成的。针灸只需在经络上，相应地取穴和行针，就能够激活人体的潜在功能，活化其功能装置，发挥强有力的调整作用。这样能够提高治病疗效，而且对大量的难治杂病和绝症也有治疗作用，如男女性功能障碍、不育不孕、小睾丸症、幼稚子宫、侏儒症等。因此人体功能装置不仅是人体形态功能的局部单元，也是针灸"切经"和针灸治疗的局部单元，这也许就是经络诊治的奥秘。

第二节　针刺的角度与深度

1.进针角度

针刺的角度，是指进针时针身与皮肤表面所形成的夹角。它是根据腧穴所在位置和医者针刺时所要达到的目的结合而定。一般分为三种角度：直刺，针身与皮肤表面呈90度角或接近垂直刺入，常用于肌肉较丰厚的腰、臀、腹、四肢等部位的腧穴。斜刺，针身与皮肤表面呈45度角左右倾斜刺入，斜刺法适用于针刺皮肉较为浅薄处，或内有重要脏器，或不宜直刺深刺的腧穴和在关节部的腧穴，在施用某种行气、调气手法时，亦常用斜刺法。

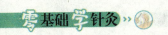

横刺,又称平刺或沿皮刺,即将针身倾斜与皮肤表面约呈15～25度角沿皮刺入,适用于皮肉浅薄处,有时在施行透穴刺法时也用这种角度针刺。如头皮部、颜面部、胸骨部腧穴,透穴刺法中的横透法和头皮针法、腕踝针法,都用平刺法。如头面部腧穴多用平刺,颈项、咽喉部腧穴多用横刺,胸部正中线腧穴多用平刺,侧胸部腧穴多用斜刺,腹部腧穴多用直刺,腰背部腧穴多用斜刺或直刺,四肢部腧穴一般多用直刺等。

2.针刺方向

针刺方向,是指进针时和进针后针尖所朝的方向,简称针向。针刺方向一般根据经脉循行方向、腧穴分布部位和所要求达到的组织结构等情况而定。有时为了使针感到达病所,也可将针尖对向病痛处。针刺方向虽与针刺角度相关,但进针角度主要以穴位所在部位的特点为准,而针刺方向则是根据不同病症治疗的需要而定。仅以颊车穴为例,若用作治疗颔痛、颊痛、口噤不开等症时,针尖朝向颞部斜刺,使针感放射至整个颊部;当治疗面瘫、口眼㖞斜时,针尖向口吻横刺;而治疗痄腮时,针尖向腮腺部斜刺;但治疗牙痛时则用直刺。

3.针刺深度

针刺深度,是指针身刺入腧穴皮肉的深浅。掌握针刺的深度,应以既要有针下气至感觉,又不伤及组织器官为原则。每个腧穴的针刺深度,在临床实际操作时,还必须结合患者的年龄、体质、病情、腧穴部位、经脉循行深浅、季节时令、医者针法经验和得气的需要等诸多因素做综合考虑,灵活掌握。正如《素问·刺要论》指出:"刺有浅深,各至其理……深浅不得,反为大贼。"强调针刺的深度必须适当。怎样正确掌握针刺深度,必须注意以下几个方面。

(1) 年龄

《灵枢·逆顺肥瘦》说,婴儿、瘦人,浅而疾之;壮士、肥人,深而留之;老年体弱,气血衰退;小儿娇嫩,稚阴稚阳,均不宜深刺。青壮之龄,血气方刚,可适当深之。

(2) 体度

患者的体质、体形有肥瘦、强弱之分。《素问·三部九候论》云:"必先度其形之肥瘦,以调其气之虚实。"张志聪亦说:"知形之肥瘦,则知用针之深浅。"可见,对形瘦体弱者,宜相应浅刺;形盛体强者,可适当深刺。

(3) 部位

凡头面和胸背部腧穴针刺宜浅,四肢和臀腹部腧穴针刺可适当深刺。

(4) 经络

经络在人体的分布和属性是有深有浅,属阴属阳之不同。古代文献认为经脉较深,刺经可深,络脉较浅,刺络宜浅;阳经属表宜浅刺,阴经属里宜深刺。如《灵枢·阴阳清浊》所云:"刺阴者,深而留之;刺阳者,浅而疾之。"大凡循行于肘臂、腿膝部位的经脉较深,故刺之宜深;循行于腕踝、指部位的经脉较浅,故刺之应浅。

(5) 病情

《灵枢·卫气失常》指出,"夫病变化,浮沉深浅,不可胜穷,各在其处。病间者浅之,甚者深之,间者小之,甚者众之,随变而调气。"《灵枢·终始》亦说:"脉实者,深刺之,以泄其气;脉虚者,浅刺之,使精气无泻出,以养其脉,独出其邪气。"说明针刺深浅必须根据病性病机辨证而施。

(6) 手法

《医学入门》云:"补则从卫取气,宜轻浅而针,从其卫气随之于后而济其虚也;泻则从荣弃置其气,宜重深而刺,取其荣气迎之于前而泻夺其实也。"《难经》指出"刺营无伤卫,刺卫无伤营",均说明针刺手法中的深浅要心中有数，有的放矢。如当深反浅，则未及于营而反伤于卫；当浅反深，则诛伐太过而损及于荣。

（7）时令

人体状况与时令息息相关，针刺必须因时而异，《素问·诊要经终论》说："春夏秋冬，各有所刺。"在针刺深度上既要根据病情，又要结合时令。《灵枢·本输》说："春取络脉诸荥，大经分肉之间，甚者深取之，间者浅取之；夏取诸俞孙络，肌肉皮肤之上；秋取诸合，余如春法；冬取诸井诸俞之分，欲深而留之。"一般认为春夏宜浅刺，秋冬宜深刺，这个规律是根据《难经》所说的"春夏者，阳气在上，人气亦在上，故当浅取之；秋冬者，阳气在下，人气亦在下，故当深取之"。如果不按时令规律，那么就会像《素问·四时刺逆从论》所指出的"凡此四时刺者，大逆之病，不可不从也。反之，则生乱气相淫病焉"。

（8）针感

施针时针下酸麻胀重感应大、出现快的，以及精神紧张、惧怕针刺的患者，针刺应当浅些；感应迟钝或感应小的患者，针刺应当深些。正如《针灸大成》所说："凡刺浅深，惊针则止。"意思是说针刺深浅从针感来讲，以得气为度。针刺的角度、方向和深度，这三者之间有着不可分割的关系。一般而言，深刺多用直刺，浅刺多用斜刺或平刺。对延髓部、眼区、胸腹、背腰部的腧穴，由于穴位所在处有重要脏腑、器官，更要掌握好针刺的角度、方向和深度，以防针刺意外的发生。

针刺的角度、方向、深度，是指毫针刺入皮下后的具体操作，要求在针刺操作过程中，掌握正确的针刺角度、方向和深度，是获得针感、施行补泻、发挥针刺效应、提高针治疗效、防止针刺意外发生的重要环节。取穴的正确性，不仅指其皮肤表面的位置，还必须与正确的针刺角度、方向和深度结合起来，才能发挥腧穴的治疗作用。因此，不能简单地将腧穴看作一个小点，而应有一个立体的腧穴概念。临床上针刺同一个腧穴，如果角度、方向和深度不同，那么刺达的组织结构、产生的针刺感应和治疗的效果，都会有一定的差异。对于临床医生来说，针刺操作的熟练程度，是与其能否恰当地掌握好针刺的角度、方向和深度密切相关的。

4.禁忌证

①患者在过度饥饿、暴饮暴食、醉酒后及精神过度紧张时，禁止针刺。对身体瘦弱、气虚血亏的患者，进行针刺时手法不宜过强，并应尽量选用卧位。

②妇女怀孕3个月者，不宜针刺小腹部的腧穴。孕妇的小腹部、腰骶部、会阴部及身体其他部位具有通气行血功效，针刺后会产生较强针感的穴位，如合谷、足三里、风池、环跳、三阴交、血海等，禁止针刺。月经期禁止针刺。妇女怀孕3个月以上者，腹部及腰骶部不宜针刺。三阴交、合谷、昆仑、至阴等穴有通经活血作用，在怀孕期亦应予禁刺，如妇女行经时，若非为了调经，亦不应针刺，即使在平时，妇女也应慎用。对有习惯性流产史者，应尤须慎重。

③有严重的过敏性、感染性皮肤病者，以及患有出血性疾病，如血小板减少性紫癜、血友病等，不宜针刺。

④小儿囟门未闭时头顶部禁止针刺。

⑤重要脏器所在处，如胁肋部、背部、肾区、肝区不宜直刺、深刺，肝、脾肿大、肺气肿患者更应注意。大血管走行处及皮下静脉部位的腧穴如需针刺时，则应避开血管，使针斜刺入穴位。

⑥对于破伤风、癫痫发作期、躁狂型精神分裂症发作期等，针刺时不宜留针。

⑦有皮肤感染溃疡、瘢痕或肿瘤的部位，不宜针刺。

⑧常有自发性出血或出血不止的患者，不宜针刺。

5.注意事项

①患者在过于饥饿、疲劳及精神紧张时,不宜立即进行针刺治疗。对身体瘦弱、气血亏虚的患者,应取卧位,针刺手法不宜过重。

②在位于神经干或神经根部位的腧穴进行针刺时,如病人出现电击样放射感,应立即停针或退针少许,不宜再作大幅度反复捻转提插,以免损伤神经组织。

③针刺眼区和项部的风府、哑门等穴以及脊椎部的腧穴,要注意掌握一定的角度,更不宜大幅度地提插、捻转和长时间的留针,以免伤及重要组织器官,产生严重的不良后果。

④对尿潴留等患者在针刺小腹部腧穴时,也应掌握适当的针刺方向、角度和深度等,以免误伤膀胱等器官出现意外事故。

第三节 得气

针刺具有调气的作用,历代医家都十分注重得气与行气,并将此作为重要的内容来阐述。下面,我们一起来了解一下何为得气与行气以及其具体的操作手法。

得气,古称"气至",近称"针感",是指毫针刺入腧穴一定深度后,施以提插或捻转等行针手法,使针刺部位获得"经气"感应,谓之得气。得气是针刺治疗过程中的感觉,包括两个方面:一是病人对进针后的针刺感觉,又称"针感",施术者根据针感掌握刺激的手法操作,以达到有效的刺激程度。二是施术者手指对针刺入皮肤以后的感觉,又称"手感",施术者根据手感来寻找、调整针感,使针感达到治疗疾病所需要的程度。《金针梅花诗钞》指出:"夫气者,乃十二经之根本,生命之泉源。进针之后,必须细察针下是否已经得气。下针得气,方能行补泻、除疾病。"

1.得气的意义

得气,是施行针刺产生治疗作用的关键,得气与否及气至的迟速,不仅关系到针刺的治疗效果,也是判定患者经气盛衰、病候预后、正确定穴、行针手法、针治效应的依据。因此,在临床上若刺之而不得气时,就要分析经气不至的原因。或因取穴定位不准确,或为针刺角度有误,深浅失度,对此就应重新调整腧穴的针刺部位、角度和深度,另外应运用催气、候气法。古今医家无不重视针刺得气,得气的意义如下:

(1) 得气与否和疗效有关

《灵枢·九针十二原》说:"刺之要,气至而有效。"针刺的根本作用在于通过针刺腧穴,激发经气,调整阴阳,补虚泻实,达到治病的目的。针刺气至,说明经气通畅,气血调和,并通过经脉、气血的通畅,调整"元神"(人体内在调整功能),使元神发挥主宰功能,则相应的脏腑器官、四肢百骸功能亦起到平衡协调作用,消除病痛。所以,针刺得气与否和针治疗效有密切的关系。

(2) 得气迟速与疗效有关

针下气至的速迟,虽然表现于腧穴局部或所属经络范围,但是能够观测机体的正气盛衰和病邪轻重,从而对病候好转或加重的趋向以及针治效果的快慢等有一个基本了解。《针灸大成》说:"针若得气速,则病易痊而效亦速也;若气来迟,则病难愈而有不治之忧。"一般而论,针后得气迅速,多为正气充沛、经气旺盛的表现。正气足,机体反应敏捷,取效相应也快,疾病易愈。若针后经气迟迟不至者,多为正气虚损、经气衰弱的表现。正气虚,机体反应迟缓,收效则相对缓慢,疾病缠绵难愈。若经反复施用各种行针候气、催气手法后,经气仍不至者,多属正气衰竭,预后每多不良。临床常可见到,初诊时针刺得气较迟或不得气者,经过针灸等方法治疗后,逐渐出现得气较速或有气至现象，说明机体正气渐复，疾病向愈。

（3）得气，是施行补泻手法的基础和前提

《针灸大成》说："若针下气至，当察其邪正，分清虚实。"说明针下得气，尚有正气、邪气之分。如何分辨，则根据《灵枢·终始》所说"邪气来也紧而疾，谷气来也徐而和"的不同，辨别机体的气血、阴阳、正邪等盛衰情况，施以或补或泻的刺法。

2.影响得气的因素

一般情况下，毫针刺中腧穴后，运用一定的行针手法即能得气。如不得气或气至不够理想时，就要分析原因，针对有关影响得气的因素，采取相应方法，促使得气。影响针刺得气的因素很多，主要有下述几个方面。

（1）与患者的关系

针刺得气与患者的精神状态、体质强弱和机体阴阳盛衰等情况密切相关。一般地说，新病、体形强壮、病症属实者，针后出现感应较快、较强；久病体衰、病症属虚者，针下出现感应较慢、较弱，甚至不得气。有些患者阳气偏盛、神气敏感，容易得气，并可出现循经感传。多数患者机体阴阳之气无明显偏颇者，气血润泽通畅，脏腑功能较好，故针刺时感应既不迟钝，亦不过于敏感，得气适时而平和。如属阴气偏盛的患者，多需经过一定的行针过程方有感应，或出针后针感仍然明显存在等，因人而异。

（2）与医者的关系

《灵枢·邪气脏腑病形》说："中气穴，则针游于巷。"如取穴不准，操作不熟练，未能正确掌握好针刺的角度、方向、深度和强度，或施术时患者的体位和行针手法选用不当等，都是影响针刺不能得气或得气较慢、较弱的因素。若医者在施术时精神不集中、注意力分散、不能"治神"，也会影响针刺得气。

（3）与环境的关系

环境无时无刻不在对机体发生影响，就气候而言，在晴天、气候较温暖时，针刺容易得气，而阴天、气候较寒冷时，针刺则得气较慢或不易得气。如《素问·八正神明论》所说："天温日明，则人血淖液而卫气浮，故血易泻，气易行。天寒日阴，则人血凝泣而卫气沉……是以因天时调气血也。"环境的因素很多，除气候的阴晴、冷热外，还有空气、光线、湿度，海拔高度、电磁、音响、气味、卫生等，都会对针刺得气产生直接或间接的影响。

3.促使得气的方法

针刺时，如不得气或得气较迟者，在分析其原因后要采取相应的措施，促使得气，以发挥针刺治疗的作用。具体方法如下。

（1）纠偏法

腧穴是脏腑、经络之气输注于体表的特定部位，刺中腧穴，才能得气。针刺不得气或得气不满意，可能是因为腧穴的体表定位不准确，或者虽然腧穴定位准确而针刺入腧穴内的角度、方向、深度和强度不恰当所致。所以，针刺时既要取穴准确，更要掌握好不同穴位的针刺角度、方向、深度和强度，以达到得气为准。如果腧穴的定位相差较大，应出针重新定准腧穴正确位置后，再行针刺。

（2）候气法

《针灸大成》说："用针之法，以候气为先。"当针下不得气时，需取留针候气的方法等待气至，此为静留针候气法。亦可采用间歇运针，施以提插、捻转等手法，以待气至，此为动留针候气法。留针候气，要有耐心，不可操之过急。

（3）益气法

对于少数机体虚弱、正气不足而致针刺不易得气的患者，可根据其具体情况，在其他已得气的腧穴（如足三里、气海、关元等具有强身保健的腧穴）上加强补的手法，或在未得气的腧穴上施以温针灸法、艾灸法以温经益气；或加服适当的补益药物，使机体正气渐复，经气充实，促使针刺得气。

4.得气及其表现

针下是否得气，可从两方面来分析判断。一是患者对针刺的感觉和反应，二是医者对刺手指下的感觉。当针刺腧穴得气时，患者的针刺部位有酸胀、麻重等自觉反应，有时或出现热、凉、痒、痛、抽搐、蚁行等感觉，或呈现沿着一定的方向和部位传导和扩散的现象。少数患者还会出现循经性肌肤跳动、震颤等反应，有的还可见到受刺腧穴部位循经性皮疹带或红、白线状现象。当患者有自觉反应的同时，医者的刺手亦能体会到针下沉紧、涩滞或针体颤动等反应。若针刺后未得气，患者则无任何特殊感觉或反应，医者刺手亦感到针下空松、虚滑。

第四节 行气

行气是指针刺感应向一定的部位扩散和传导的得气现象，也称调气。《针灸大成》："有病远道者，必先使气直到病所。"这说明了远隔取穴时须使针刺感应放射到病痛处。促使行气的具体方法，除了掌握适当的针刺角度、方向和深度外，还可在病痛部位的经络循行方向的下方取穴。行气的方法，在《金针赋》中载有"调气之法，下针至地之后，复人之分……按之在前，使气在后，按之在后，使气在前，运气至疼痛之所"之说。这种手法也称"弩法"，运用于远道刺确有一定的效果。下面我们一起看看临床中常用的几种行气针法。

1. 循摄行气法

《金针赋》说："循而摄之，行气之法。"《针灸问对》说："下针之时，气或涩滞，用大指、食指、中指三指甲，于所属经分来往摄之，使气血流行。故曰摄以行气。"

【操作】用押手大指、食指、中指三指腹在所刺穴位的经脉循行路线上下往来轻柔循按，促使经气运行，气至病所。临床上多用于经气不足，得气后经气运行缓慢的虚证病人。

2. 弹针行气法

《针经指南》说："弹者，凡用针时，可用大指甲轻弹针，使气疾行，如泻，不可用也。"《针经大成·经络迎随设为问答》说："弹而努之者，是用指甲弹针，令脉气满，而得疾行至于病所也。"

【操作】用大指甲轻弹针柄，促使气至病所。临床常用于虚证难于得气，气行缓慢者。

3. 针向行气法

《针灸大成·经络迎随设为问答》说："转针向上气自上，转针向下气自下，转针向左气自左，转针向右气自右。"

【操作】得气后针尖朝向病所，刺手施以行针手法，以催促气至病所。本法多与其他调气手法配合运用，如按压行气法、推捻行气法等。

4. 按压行气法

本法分为刺手按压法和押手按压法两种。

刺手按压法：《针灸问对》说，"欲补之时，以手紧捻其针按之，如诊脉之状，毋得挪移，再入。每次按之，令细细吹气五口，故曰按以添气"。

【操作】针刺得气后，将针不断地向下轻轻按压，逐渐加深，每次按压时嘱病人呼气5次。临床多用于虚证，经气运行迟缓者。

押手按压法：《金针赋》说，"按之在前，使气在后；按之在后，使气在前，运气至疼痛之所"。

【操作】 针刺得气后，押手按压在所刺穴位上方，刺手施以捻转、提插手法，可使经气下行；押手按压在所刺穴位下方，刺手施以捻转、提插手法，可使经气上行。本法多与针向行气法配合，临床上常用于治疗各种疼痛。

5. 推捻行气法

《针经指南》说，"推之则行""捻针，使气下行至病所"。

【操作】 针刺得气后，针尖朝向病所，拇指向前均匀有力地推捻针柄，推至拇指指腹后横纹时，便轻轻退回，反复施术直到气至病所。本法是临床上使用频率较高的调气针法之一，广泛用于各种病症。

6. 运气行气法

《针灸大成·三衢杨氏补泻》说："凡用针之时，先行纯阴之数，若觉针下气满，便倒其针，令患人吸气五口，使针力至病所，此乃运气之法，可治疼痛之病。"

【操作】 针入行六阴数，慢按紧提6次，得气；扳倒针头，朝向病所，令病人吸气5口，使气至病所。临床上多用于疼痛诸症。

7. 逼针行气法

《席弘赋》说："逼针泻气须令吸，若补随呼气自调。"《针灸大成·经络迎随设为问答》说："推而按之者，是用右手捻针按住，近气不失，则远气乃来也。"

【操作】 针刺得气后，刺手持针压住不动，欲气上行针尖朝上，欲气下行针尖朝下，同时，医生全神贯注，意念凝聚于针，逼使经气运行。本法与刺手按压法都有按压动作，但本法只按压而不使毫针深入，刺手按压法则不仅按压，而且逐渐深入。临床用于虚、实诸证。

8.捣针行气法

《金针梅花诗钞·导气》说:"捏持针柄,不进不退,但又如进如退,在原处轻出重入,不断提捣,有如杵臼,亦如雀之啄食。"

【操作】针刺得气后,针尖略朝向病所重插轻提,提插幅度大,频率快,反复进行,促使气至病所。本法多用于实证或体质壮实者。

9.通关过节法

《金针赋》说:"若关节阻涩,气不过者,以龙虎龟凤通经接气。"本法有促使经气通过关节,直达病所的作用,用于关节阻滞,经气不能通过者。具体方法有4种。

《金针赋》说:"青龙摆尾,如扶船舵,不进不退,一左一右,慢慢拨动。"

【操作】针尖朝向病所斜刺,得气后将针慢慢左右摆动,促使经气通过关节,直达病所。

《金针赋》说:"白虎摇头,似手摇铃,退方进圆,兼之左右,摇而振之。"

【操作】直刺进入深层,得气后将针快速左右摇动,边摇边提,同时押手按压针穴另一端,令经气通过关节,到达病所。

《金针赋》说:"苍龟探穴,如入土之象,一退三进,钻剔四方。"

【操作】针刺入穴位后退至浅层,改变方向前后左右多向透刺,浅层、中层、深层逐渐加深。有如苍龟入土探穴,四方钻剔。

《金针赋》说:"赤凤迎源,展翅之仪,入针至地,提针至天,候针自摇,复进其元,上下左右,四周飞旋。"

【操作】将针直刺入深层,得气后上提至浅层,摇针候气,再插入中层,提插捻转,一捻一放,有如凤凰展翅,迎风飞旋。

10.添针行气法

《金针梅花诗钞》说:"添,即在同一经脉中再增添孔穴进针,以助经气运行。"

【操作】刺手阳明大肠经合谷,经气不能上达头面时,可再刺该经的曲池、肩髃辅助之;刺足阳明胃经内庭,经气不能上达胃脘时,再刺该经的足三里、髀关辅助之。本法在临床上较为常用,尤其是刺四肢远心端穴位,令针感向头面躯干传导时。

11.局部扩散法

【操作】针刺得气后,均匀地捻转、提插,促使针感缓慢向四周扩散。如同一石掷入池塘,波浪逐渐层层散开。根据笔者临床观察,本法治疗局部病症效果良好,如胃痛采用本法针刺中脘、梁门,腹泻采用本法针刺天枢、关元,腰痛采用本法针刺肾俞、大肠俞。

12.搓针行气法

《针灸大成·三衢杨氏补泻》说:"八指搓者,凡转针如搓线之状,勿转太紧,随其气而用之。"

【操作】针刺得气后,针尖略朝病所,大指向前,食指向后,单向捻转数次。临床多用于实证和体质壮实者。施术时注意切忌搓转太紧,以防滞针。若出现滞针,可反向捻回,辅以局部循摄。

第五节 常用针刺的补泻手法

针刺补泻,是根据《灵枢·经脉》中"盛则泻之,虚则补之"的治疗原则而确立的两种不同的针刺方法。补法是指能鼓舞人体正气,使低下的功能恢复旺盛的方法；泻法是指能疏泻病邪，使亢奋的功能恢复正常的方法。

1.单式补泻手法

《黄帝内经》一书中非常重视补泻，除了提出针刺补泻的原则和依据之外，也提出了针刺补泻的方法，例如捻转、提插、迎随、呼吸等。这些补泻方法在《内经》中有比较具体的记载，也有理论性的提示，后世医家在长期的医疗实践中对此进行了发展和补充，最终才形成了更为具体的补泻手法。

疾徐补泻，进针时徐徐刺入，少捻转，疾速出针者为补法；进针时疾速刺入，多捻转，徐徐出针者为泻法。呼吸补泻，呼气时进针，吸气时退针为补；吸气时进针，呼气时退针为泻。开合补泻，出针后迅速按压针孔为补；出针时摇大针孔而不立即按压为泻。提插补泻，先浅后深，重插轻提，提插幅度小，频率慢，操作时间短为补；先深后浅，轻插重提，提插幅度大，频率快，操作时间长为泻。迎随补泻，进针时针尖随着经脉循行去的方向刺入为补法；针尖迎着经脉循行来的方向刺入为泻法。捻转补泻，针下得气后，捻转角度小，用力轻，频率慢，操作时间短者为补法；捻转角度大，用力重，频率快，操作时间长者为泻法。

2.复式补泻手法

除了单式补泻手法外，还有很多复杂的复式手法，临床上常用的有烧山火和透天凉两种。

烧山火因可使病人局部或全身出现温热感而得名，适用于治疗麻冷顽痹等寒证。烧山火，将穴位针刺深度分为天、地、人三部，将针刺入天部（上1/3），得气后行捻转补法，再将针刺入人部（中1/3），得气后行捻转补法，然后再将针刺入地部（下1/3），得气后行捻转补法，即慢慢地将针提到天部。如此反复操作三次，即将针按至地部留针。在操作过程中，或配合呼吸补泻法中的补法，即为烧山火法，多用于治疗冷痹顽麻，虚寒性疾病等。

透天凉因可以使病人在局部或全身出现寒凉感而得名，适用于热证，出自《针灸大成》。此法将预定针刺深度分为浅（天部）、中（人部）、深（地部）三层，将针刺入腧穴应刺深度的下1/3（地部），得气后行捻转泻法，再将针紧提至中1/3（人部），得气后行捻转泻法，然后将针紧提至上1/3（天部），得气后行捻转泻法，将针缓慢地按至地部，如此反复操作3次，将针紧提至上1/3即可留针。在操作过程中，或配合呼吸补泻法中的泻法，即为透天凉法，多用于治疗热痹、急性痈肿等热性疾病。

需要注意的是，烧山火、透天凉等复式补泻手法，由于操作手法繁杂，针感也较重，多用于四肢肌肉丰厚处，如足三里、曲池等穴，而肌肉浅薄处，如头面部、肢端、胸部等处穴位不宜使用。而且，使用烧山火、透天凉手法时重复次数也不宜过多，如无热感或凉感出现也不必强求，以免刺激过重，给患者带来不适。

第三章
灸法基础知识

艾灸是用艾叶制成的艾条、艾炷燃烧产生的艾热刺激人体穴位或特定部位,通过激发经气的活动来调整人体紊乱的生理、生化功能,与针刺有相辅相成的治疗作用。

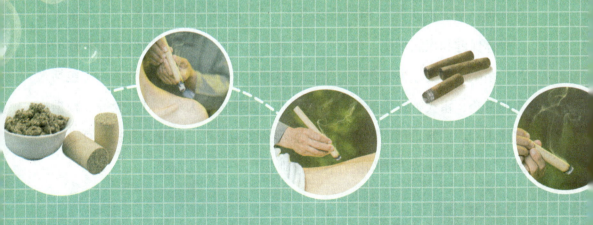

第一节 常见的艾灸方法

灸法，是指应用高温（主要是艾药或其他物质燃烧后产生的温热）或低温，或者以某些材料（对皮肤有刺激作用的药物或其他物质）直接接触皮肤表面后产生的刺激，作用于人体的穴位或特定部位，从而达到预防或治疗疾病的一种疗法。是针灸医学的主要组成部分，也是我国重要的传统非药物疗法之一。

灸法治病在中国有着悠久的历史，《说文解字》："灸，灼也，从火，久声。"《灵枢·官能》："针所不为，灸之所宜。"灸法具有温阳起陷，行气活血的作用，多用于阳气衰弱，沉寒痼冷等疾患。

最初古人使用灸法治病多采用直接灸，且艾炷较大，壮数（艾炷的计数单位）较多，如《太平圣惠方》指出："灸炷虽然数足，得疮发脓坏，所患即差；如不得疮发脓坏，其疾不愈。"《医宗金鉴·刺灸心法要诀》也说："凡灸诸病，必火足气到，始能求愈。"同时古人非常推崇应用化脓灸进行身体保健和疾病预防。现代灸法则有了长足发展，为了减轻患者灸疗的痛苦，多采用小艾炷少壮灸，并衍化出多种灸法，如艾条灸、药条灸（包括太乙神针灸、雷火神针灸等）、温灸器灸、温针灸、天灸、灯火灸等。根据病情的不同，还常采用间接灸法，所隔物品多为姜片、蒜片、食盐、豆豉饼、附子饼等。灸法为人类的医疗保健事业做出了较大的贡献。

1.艾炷灸

艾炷灸分为着肤灸（亦称直接灸）和隔物灸（亦称间接灸）两类。着肤灸是将艾炷直接放在皮肤上施灸的一种方法。古代还称明灸、着肉灸。是我国最早应用的灸疗方法。

所谓艾炷，是用纯净艾绒搓捏成一定形状的艾丸，供灸治用。古代，艾炷形状有圆锥形、牛角形和纺锤形等多种，现代以上尖下平的圆锥艾炷最为常用。艾炷分大、中、小三种，大艾炷高约1厘米，炷底直径亦为1厘米左右，可燃烧3～5分钟；中艾炷为大艾炷减半；小艾炷则如麦粒样。三种艾炷，形状相似。无论大小，其高度同它的底面直径大体相等。为加强治疗效果，古人往往在艾绒中掺进某些药品，多为芳香药物如麝香、木香、雄黄等，亦据所治病证而选加，如巴豆和艾作炷，灸疮、瘰疬；加铅粉治心痛等，后者现代已很少采用。

2.艾条灸

艾条灸又称艾卷灸，系指用纸包裹艾绒卷成长圆筒状，一端点燃后，在穴位或病所熏灼的一种灸治方法。艾条灸最早见于明代朱权的《寿域神方》，后在艾绒中加入某些药物，称"雷火神针""太乙神针"等。如《本草纲目》载有以"雷火针"治顽痹及闪挫肿痛；《种福堂公选良方》载"百发神针"治腰痛、疝气、痈疽、发背、对口等。现代遂演变为单纯艾条灸和药物艾条灸两类。纯艾条，亦称清艾条，指单纯用艾绒放在桑皮纸中卷制而成，长20厘米，直径1.7厘米，每支重约30克（内有艾绒24克），可燃烧1小时左右。药物艾条又称药艾条，即在艾绒中加入药末（每支加6克）后卷制而成。药物处方颇多，比较常见的为肉桂、干姜、丁香、木香、独活、细辛、白芷、雄黄、苍术、没药、乳香、川椒各等分研末。

3.实按灸

艾条按压灸法，又称实按灸，为传统的艾条灸法之一。本法与艾条悬起灸相对应，系指将艾条一端点燃后，隔布或绵纸数层按在穴位上，使热气透入肌肤的一种灸治方法。按压灸法是艾条最早应用的施灸方法，首见于明代朱权的《寿域神方》："用纸实卷艾，以纸隔之，点穴于隔纸上，用力实按之，待腹内觉热、汗出，即差。"当时，为单纯用艾绒。之后又在艾绒中加入某些药物，亦即在艾绒中加入复方中药末后卷制而成，称为药艾条。药物处方颇多，因处方不同又分别称为"雷火神针""太乙神针"等。近现代在此基础上又有所发展。一方面是对原有方法的革新；另一方面出现了一些新的艾条按压灸法，诸如隔布按灸法（运动灸）、灸笔灸等，在操作方法和应用范围上有一定拓展。主要用于风寒湿痹，痿证和虚寒证的治疗。

4.温针灸

温针灸法，又称温针、针柄灸及烧针柄等。是一种艾灸与针刺相结合的方法。温针之名首见于《伤寒论》，但其方法不详。本法兴盛于明代，明代高武《针灸聚英》及杨继洲的《针灸大成》均有载述："其法，针穴上，以香白芷作圆饼，套针上，以艾灸之，多以取效。此法行于山野贫贱之人，经络受风寒者，或有效。"近代虽已不用药饼承艾，但在方法上有一定的改进。其适应证已不局限于以风湿疾患，偏于寒性的如骨关节病、肌肤冷痛及腹胀、便溏等疾病为主，而扩大到多种病症的治疗。

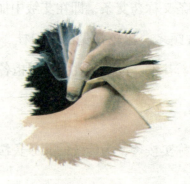

第二节 艾灸前的准备

1.必须端正态度

医生在艾灸前要端正态度而且认真操作，患者应积极地配合医生治疗，消除不必要的顾虑和恐惧。另外，要选择合适的体位，掌握正确的穴位。艾灸主要是利用温热刺激来达到养生功效，在操作的过程中应该先艾灸上部穴位、肺部穴位以及阳性穴位等，刚开始先选择小艾炷，然后慢慢递增。若是经络不通而且病情严重的话，应该先艾灸下部穴位，再艾灸上部穴位。

2.综合考虑身体状况

对于身体虚弱的人群来说艾灸的时间稍长一些，艾灸时间以及次数要根据季节、年龄以及病情程度来决定。小孩子和老年人要减少艾灸的次数，腰部、腹部、背部艾灸的时间稍长一些。醉酒后、过度疲劳、过饱过饥、严重口渴，受到惊吓以及大怒之后不能施灸。月经期和怀孕期间尽量不要艾灸腹部和腰腹部。肢体麻木或者有感觉障碍的人群不能过量地艾灸，不然会灼伤皮肤。头部、脸上、胸部等有毛发的地方也不能艾灸。

3.做好保暖防暑工作

夏季高温，艾灸的时候要做好防暑工作，调节好室内的温度，每隔三个小时要开窗通风一次，这样能把艾炷燃烧所产生的烟雾及时排出去。失眠的人群睡觉前可以艾灸。因为每个人的体质和病情不一样，刚开始艾灸的时候可能会出现高热口干以及全身不适感，不必过于担心，当身体适应之后此状况就会消失。

4.妥善处理艾灸后起疱问题

艾灸后皮肤有小水疱,不要过于惊慌。水疱小的话应该保护好水疱,防止发生破裂,一般一个星期左右就能够吸收自愈。水疱大的话应该先对局部进行消毒,然后把水疱穿破,吸出渗液之后再涂抹药物,切不可用手抓挠。若是发生了感染,应该及时请求医生帮助。

5.施灸材料的准备

艾条是用桑皮纸包裹艾绒卷成圆筒形的艾条,也称艾卷,将其一端点燃,对准穴位或者患处即可施灸。还可以在艾条内加入药物,再用纸卷成条状施灸。

艾炷灸是将纯净的艾绒捏成规格大小不同的锥形或者圆柱形艾炷。小的如麦粒大,中的如半截枣核大,大的如半个橄榄大。

6.施灸的饮食准备

施灸之前要喝生姜红枣水,尤其是全身灸熏之前更要喝生姜红枣桂圆羹（三片生姜、六粒红枣、六粒桂圆打成羹）。灸后喝一杯温开水,并吃一些高能量的食物,如海虾、牛肉等。

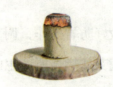

第三节 施灸的操作方法

准确地应用灸法，需要运用恰当的施灸方法、有效地控制灸量和灸感。

1.恰当选择施灸方法

迄今为止，国内外临床上应用的灸法种类超过百种，面对繁多的灸治方法，在实际操作应用时，必须针对不同情况，选用最佳的灸法。

首先应因人而异。如老人、小儿尽量少用或不用直接艾炷灸。糖尿病患者则禁用着肤灸，因易出现严重的化脓感染，伤口不易愈合。不同的人体部位也应有所不同。如面部，宜用艾条悬起灸或艾炷间接灸，而不能用直接灸等。

其次须因病而宜。大量临床经验表明，采用直接灸（化脓灸）的方法防治慢性支气管炎和哮喘有良好的效果，又如用灯火灸或火柴灸治疗流行性腮腺炎已被普遍应用，又如麻线灸治女阴白斑，铺灸治类风湿性脊柱炎，等等。随着灸治方法的发展而出现的这种专病专法化的趋向，在选用灸疗时也要充分考虑。总之，一定要因人、因病，选择合适的灸疗方法。

2.严格掌握施灸剂量

灸量是指灸疗对机体刺激的规模、程度、速度和水平等。这是灸治所致的刺激强度和刺激时间的乘积，取决于施灸的方式，灸炷的大小，壮数的多少，施灸时或施灸后刺激效应的时间等因素。因此我们可以得出结论：艾灸剂量由艾灸强度、艾灸面积和艾灸时间三个因素决定，在前两个因素基本不变的情况下，灸量主要由艾灸时间所决定。

掌握最佳灸量，有助于提高疗效，防止不良反应发生。按古今医家的经验，大致包括以下几方面：

（1）由天时、地利定灸量

如治疗寒证时，冬日灸量宜大，方能祛寒通痹，助阳回厥。另如北方风寒凛冽，灸量宜大；南方气候温暖，灸量宜小。

（2）由年龄、体质、性别定灸量

不同的年龄、体质和性别，其阴阳气血的盛衰及对灸的耐受性不同。男女生理、病理存在差异，不同种族存在差异，相同灸量对不同机体的影响也不同。古有以年龄定灸量，称随年壮，即随年龄由小至大而递增壮数，以壮年为限度。

（3）由病情、病性定灸量

老年或体弱之保健灸，灸量宜小，但须坚持日久。病在浅表、灸量可小；在内则灸量宜大。痈疽阴疮等，病深痼疾，故灸量亦须大。如《备急千金要方》所言："凡言壮数者，若丁壮遇病根深笃，可倍多于方数。"另如灸治急症、多数医家主张壮数宜多，如在众多著述中，灸"五十壮""百壮""二三百壮""五百壮""七八百壮"等描述随处可见。《扁鹊心书》言："大病宜灸脐下五百壮。"《西方子明堂灸经》指出脐中穴"主泄利不止……灸百壮"等。但也有医家持不同意见，如《千金要方》认为施灸壮数应以身体部位来定，"苦卒暴百病……灸头面四肢宜多，灸腹背宜少，其多不过五十，其少不减三五七九壮"。《类经图翼》则认为应以却病为度，"故灸者必令火气直达毒处，不可拘定壮数"。

（4）由所取部位定灸量

所取穴位皮肉浅薄者宜以小灸量，皮肉厚实者宜以大灸量。如《备急千金要方》云："头面目咽，灸之最欲生少；手臂四肢，灸之则须小熟，亦不宜多；胸背腹灸之尤宜大熟，其腰脊欲须生少。"实验也发现，肌肉浅薄之处的大椎、至阴，少灸则效果佳，多灸之后效反差。

（5）由灸炷大小定灸量

《备急千金要方》云："灸不三分，是谓徒冤，炷务大也。"要求艾炷底部范围不小于3分。此间接灸而言，若直接灸则不然，艾炷可小至粟粒大。在施灸时，通过选择适当大小之艾炷以控制灸量。

（6）由患者感觉定灸量

患者感觉分两类，一类为施灸后的灼热感。根据不同病情，有的仅要求局部温热感，有的则要求有烫灼感，可按患者口述而加控制。另一类为灸的传导感觉，如铺灸中的隔蒜灸治疗虚劳顽痹，须灸至患者自觉口鼻中有蒜味时停灸，这也是一种控制灸量的依据。

（7）由施灸次数定灸量

将规定的壮数，一次灸完为顿灸，分次灸完称报灸。《神灸经纶》云："若并灸之，恐骨气血难堪，必分日灸之或隔日灸之。"因此可见古人对体质差者及头四肢等肌肉浅薄处，通过报灸的方式控制灸量，以防止不良反应发生，取得预期效果。

当然，上列各条的具体施灸量应综合考虑。不过从古代文献记载来看，创伤灸治疗效果较佳。但对现代人来说，往往难以接受灼伤皮肤的灸疗，为增强刺激量，可采用连续多次短时间的强刺激以达到时间整合后的一次极强刺激，从而实现和创伤灸疗类似的治疗效果。

第四章
针灸防治常见病

本章详细介绍了内科病症、外科病症、五官疾病、女性疾病、男性疾病、骨科病症等常见疾病的针灸治疗方法,辨证分型,对症选经配穴,供初学者参考。

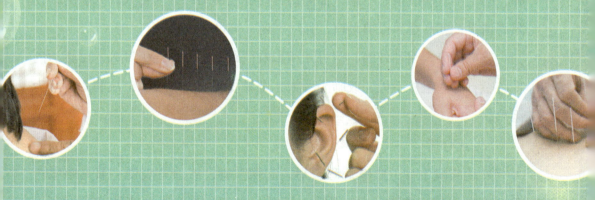

第一节 内科病症的针灸治疗

1.咳嗽

咳嗽既是独立性的病症,又是肺系多种疾病的一个症状。咳指有声无痰,嗽指有痰无声,临床一般声痰并见,故并称咳嗽。咳嗽多见于上呼吸道感染、急慢性支气管炎、支气管扩张、肺炎、肺结核等。根据发病原因,可分为外感咳嗽和内伤咳嗽两大类。外感咳嗽是由六淫外邪侵袭肺引起,内伤咳嗽则为脏腑功能失调,内邪干肺所致。

(1)病因病机

咳嗽的病因有外感和内伤两大类。外感六淫之邪,从口鼻、皮毛而入。肺合皮毛,开窍于鼻,肺的卫外功能减退或失调,肺气被郁,宣发、清肃功能失常,影响肺气出入,而致咳嗽。内伤咳嗽,多因脏腑功能失调,如肺阴亏损,虚热内灼,肺失清润;或过食肥甘,脾虚失运,聚湿生痰,上渍于肺,肺气不宣;或情志不遂,郁怒伤肝,肝气郁结,气郁化火,火盛灼肺,阻碍清肃;或肾虚而摄纳无权,肺气上逆,均可导致咳嗽。

咳嗽虽分内因和外因,但可互相影响而致病,外邪迁延日久,可转为内伤咳嗽;肺虚卫外不固,或肺阴亏损,则易受外邪引发咳嗽,故两者可互为因果。

(2)辨证

外感咳嗽主症:咳嗽病程较短,起病急骤,或兼有表证。兼见咳嗽声重,咽喉作痒,咳痰色白,质稀,头痛,恶寒发热,鼻塞流清涕,形寒无汗,肢体酸痛,苔薄白,脉浮紧者,为外感风寒;兼见咯痰黏稠、色黄,喉燥咽痛，身热头痛，汗出恶风，鼻流黄涕，苔薄黄，脉浮数者，为外感风热。

内伤咳嗽主症：咳嗽起病缓慢，病程较长，可兼脏腑功能失调症状。兼见咳嗽反复发作，痰多、色白、黏稠，因痰而嗽，痰出咳平，胸脘痞闷，神疲纳差，苔白腻，脉濡滑者，为痰湿侵肺；气逆咳嗽阵作，引胁作痛，痰少而黏，咳时面赤，咽干口苦，苔黄少津，脉弦数者，为肝火灼肺；干咳，咳声短促，以午后黄昏为剧，痰少黏白，或痰中带血，潮热盗汗，形体消瘦，两颊红赤，神疲乏力，舌红少苔，脉细数者，为肺阴亏虚。

（3）治疗

①外感咳嗽

【治法】疏风解表，宣肺止咳。以手太阴、手阳明经穴为主。

【主穴】肺俞、列缺、合谷。

【配穴】风寒者，加风池、风门；风热者，加大椎、曲池；咽喉痛者，加少商放血。

【操作】针用泻法，风热可疾刺，只针不灸；风寒留针或针灸并用，或针后在背部俞穴拔火罐。

【方义】肺主皮毛，司一身之表，肺与大肠相表里，列缺为肺之络穴，散风祛邪，宣肺解表。合谷为大肠之原穴，选合谷与列缺，原络相配，加强宣肺解表的作用。取肺之背俞穴使肺气通调，清肃有权。

②内伤咳嗽

【治法】肃肺理气，止咳化痰。以手、足太阴经穴为主。

【主穴】肺俞、太渊、三阴交。

【配穴】痰浊阻肺者，加丰隆、阴陵泉、足三里；肝火灼肺者，加鱼际、行间；肺阴亏虚者，加列缺、膏肓；咯血者，加孔最。

【操作】毫针平补平泻法，或加用灸法。

【方义】内伤咳嗽，肺阴亏虚，肺失清肃，取肺俞润肺调气，清肃之令自行。太渊为肺经原穴，本脏真气所注，取之肃理肺气。三阴交疏肝健脾，化痰止咳。

【小提示】

咳嗽常见于多种呼吸系统疾病，临证必须明确诊断，必要时配合药物治疗。平时注意保暖、慎起居、避风寒。嗜烟、酒者，应戒绝。

2.呕吐

呕吐是临床常见病症，由于胃失和降，气逆于上引起的病症。古代文献以有声有物谓之呕，有物无声谓之吐，有声无物谓之干呕。因两者常同时出现，故称呕吐。呕吐可见于现代医学的神经性呕吐、急慢性胃炎、胃扩张、贲门痉挛、幽门痉挛、胃神经官能症、胆囊炎、胰腺炎等。

（1）病因病机

胃主受纳，腐熟水谷，以和降为顺，若气逆于上则发为呕吐。导致呕吐的病因主要有外邪犯胃，饮食不节，情志失调，病后体虚。如风、寒、暑、湿之邪或秽浊之气，侵犯胃腑，致胃失和降，气逆于上则发呕吐；或饮食不节，暴饮暴食，过食生冷肥甘，误食腐败不洁之物，损伤脾胃，导致食滞不化，胃气上逆而呕吐；或因恼怒伤肝，肝失调达，肝气横逆犯胃，胃气上逆，或忧思伤脾，脾失健运，使胃失和降而发为呕吐；或因劳倦内伤，中气耗损，中阳不振，津液不能四布，脾虚不能化生精微，积于胃中，饮邪上逆，也可发生呕吐。

（2）辨证

【实证主症】发病急，呕吐量多，吐出物多酸臭味，或伴恶寒发热。兼见呕吐清水或痰涎，胸脘痞闷，头身疼痛，喜暖畏寒，食久乃吐，大便溏薄，舌白，脉迟者，为寒邪客胃；食入即吐，呕吐酸苦热臭，口干而渴，喜寒恶热，大便燥结，苔黄，脉数者，为热邪内蕴；呕吐清水痰涎，脘闷纳差，头眩心悸，苔白腻，脉滑者，为痰饮内阻；呕吐多在食后精神受刺激时发作，嗳气吞酸，胸胁胀痛，平时多烦善怒，苔薄白，脉弦者，为肝气犯胃。

【虚证主症】病程较长，发病较缓，时作时止，吐出物不多，气味腐臭。兼见饮食稍有不慎，呕吐即易发作，时作时止，食欲不振，脘部痞闷，大便不畅，倦怠乏力，舌淡苔薄，脉弱无力者，为脾胃虚寒。

（3）治疗

【治法】和胃降逆，理气止呕。以手厥阴、足阳明经穴及相应募穴为主。

【主穴】中脘、内关、足三里。

【配穴】寒吐者，加上脘、胃俞；热吐者，加合谷，并可用金津、玉液点刺出血；食滞者，加建里、天枢；痰饮者，加丰隆；肝气犯胃者，加阳陵泉、太冲；脾胃虚寒者，加脾俞、胃俞、三阴交；腹胀者，加天枢；肠鸣者，加脾俞、大肠俞；泛酸干呕者，加公孙。

【操作】足三里平补平泻法，内关、中脘用泻法。虚寒者，可加用艾灸。呕吐发作时，可在内关穴行强刺激并持续行针1～3分钟。

【方义】内关为手厥阴经络穴，宽胸理气，降逆止呕；足三里为足阳明经合穴，疏理胃肠气机，和降胃气；中脘乃胃之募穴，理气和胃止呕。

【小提示】

针灸治疗呕吐效果良好，因妊娠或药物反应引起的呕吐，亦可参照本节治疗，但上消化道严重梗阻、癌肿引起的呕吐以及脑源性呕吐，有时只能做对症处理，应重视原发病的治疗。适寒温，节饮食，慎起居。

3.感冒

感冒是常见的呼吸道疾病，因病情轻重不同而分为伤风、重伤风和时行感冒。四季均可发生，尤以冬、春两季或气候剧变时多发。

中医学认为，本病系感受风邪所致，常因起居失常、冷暖不调、涉水淋雨、过度疲劳、酒后当风等导致机体抵抗力下降而发病，患有各种慢性病的体弱者则更易罹患。风邪多与寒、热、暑湿之邪夹杂为患，由皮毛、口鼻侵入，伤及肺卫，出现一系列的肺卫症状。秋冬多风寒，春夏多风热，长夏多暑湿。因患者机体有阴阳偏盛偏衰之别，故感受同一外邪亦有从寒而化和从热而化之分。若感邪深重或误治失治，体虚无力抗邪，则时邪病毒可由表入里，产生化火动风、逆传心包等变证。

（1）临床表现

以鼻塞、流涕、咳嗽、头痛、恶寒发热、全身酸楚等为主症。

【风寒证】恶寒重，发热轻，鼻塞，流清涕，咳嗽，痰液清稀，咽喉微痒，喷嚏，恶寒重，发热轻，无汗，头痛，肢体酸重，口不渴或虽渴但喜热饮，舌苔薄白，脉浮或浮紧。

【风热证】身热较重，鼻塞而干，少涕或流浓涕，咳嗽声重，咯痰色黄而黏，咽喉肿痛，恶寒轻，发热重，有汗热不解，头痛或昏胀，面红目赤，口干渴欲冷饮，舌苔薄黄，脉多浮数。

【暑湿证】咳声重浊不扬，咯吐白色黏痰，身热不扬，微恶风寒，汗出不畅，肢体酸重，头昏重而胀，胸脘痞闷，纳呆，腹胀，大便溏泻，尿少色黄，舌苔白腻或淡黄腻，脉濡。

（2）治疗

【治法】风寒证祛风散寒、宣肺解表，针灸并用，泻法。风热证疏散风热清利肺气；暑湿证清暑化湿、疏表和里，均只针不灸，泻法。

【方义】风邪与寒、热、暑湿之邪夹杂伤表，故取风池、大椎、外关疏风祛邪解表；合谷祛风清暑、解表清热，列缺宣肺止咳，二穴相配乃原络配穴之法，加强宣肺解表作用。

【加减】风寒证加风门、肺俞祛风散寒；风热证加曲池、尺泽疏散风热；暑湿证加中脘、足三里和中化湿；邪盛体虚加肺俞、足三里扶正祛邪；鼻塞流涕加迎香宣肺通窍；头痛加印堂、太阳祛风止痛；咽喉肿痛加少商清热利咽。

【操作】风寒者大椎、风门、肺俞、足三里针灸并用；风热者大椎、少商用三棱针点刺出血；其他腧穴常规针刺。伤风每日1次，重伤风和时行感冒每日1~2次。

【小提示】

本病须与流脑、乙脑、流行性腮腺炎等传染病的前驱症状做鉴别诊断。针灸治疗本病疗效明显，但若出现高热持续不退、咳嗽加剧、咯吐血痰等症时，宜尽快采取综合治疗措施。

4.呃逆

呃逆，又称膈肌痉挛，是指胃气上逆，膈肌痉挛，气逆上冲，喉间呃呃连声，声短而频，不能自止的一种病症。正常人有时也会发生呃逆，属于生理性的，但如呃逆为持续性，并与进食无关，则常为病理性。呃逆的病因分为反射性、中枢性、代谢障碍性和精神性四类，多与各种疾病有关。

（1）病因病机

本病病因有寒邪蕴积，燥热内盛，气郁痰阻，脾胃虚弱。病位在膈，病变脏腑主要在胃，涉及肺、肝、肾。

（2）治疗

【治法】理气和胃，降气平呃。

【主穴】中魁。

【操作】取中魁，可用针刺，亦可用灸法。

刺法：患者平卧，解开衣裤，局部消毒后，用28号0.5~1寸之毫针，分别于左右中魁穴同时垂直进针，针深约2毫米，用捻转手法，施强刺激。在进针时，嘱患者深吸气一口，再做最大限度的憋气动作。行针期间令其连续憋气3~5次即可。一旦呃逆停止，即令患者做腹式深呼吸，留针30分钟，每隔5分钟运针1次。

灸法：适宜重症呃逆。可在中魁穴上涂少许凡士林，然后置麦粒大小艾炷点燃，连续5~7壮，每日1~2次，若灸癍有渗液，可涂龙胆紫药水，并用消毒纱布覆盖。

【小提示】

针灸治疗呃逆疗效显著，呃逆停止后应积极治疗引起呃逆的原发病。

5.高血压

高血压是一种常见的慢性疾病，分为两类，一类是少数患者的高血压继发于其他疾病，叫作继发性高血压。另一类是在绝大多数患者中，高血压病因不明，称之为原发性高血压，主要以安静状态下持续性动脉血压增高为主要表现。本病发病率较高，且有不断上升和日渐年轻化的趋势。病因至今未明，目前认为是在一定的遗传易感性基础上由多种后天因素作用所致，与遗传、年龄、体态、职业、情绪、饮食等有一定的关系。

（1）临床表现

高血压病早期约半数病人无明显症状，常在体检时偶然发现。如血压波动幅度大可有较多症状，常见头痛、头晕、头胀、眼花、耳鸣、乏力、心悸、失眠、健忘等。随着病情的发展，血压明显而持续性地升高，则可出现脑、心、肾、眼底等器质性损害和功能障碍。

【肝火亢盛】 眩晕头痛，惊悸，烦躁不安，面红目赤，口苦，尿赤便秘，舌红、苔干黄，脉弦。

【阴虚阳亢】 眩晕头痛，头重脚轻，耳鸣，五心烦热，心悸失眠，健忘，舌质红、苔薄白，脉弦细而数。

【痰湿中阻】 眩晕头痛，头重，胸闷，心悸，食少，呕恶痰涎，苔白腻，脉滑。

【气虚血瘀】 眩晕头痛，面色萎黄，心悸怔忡，气短乏力，纳差，唇甲青紫，舌质紫暗或见有瘀点，脉细涩。

【阴阳两虚】 眩晕头痛，面色萎暗，耳鸣，心悸，动则气急，甚则咳喘，腰腿酸软，失眠或多梦，夜间多尿，时有浮肿，舌淡或红、苔白，脉细。

(2) 治疗

【治法】肝火亢盛、阴虚阳亢者，滋阴降火，平肝潜阳，只针不灸，泻法；痰湿壅盛者，健脾化痰，清利头目，针灸并用，平补平泻；气虚血瘀者，益气养血，化瘀通络，针灸并用，补泻兼施；阴阳两虚者，滋阴补阳，调和脏腑，针灸并用，补法。

【主穴】百会、曲池、合谷、太冲、三阴交、风池。

【方义】百会居于巅顶，为诸阳之会，并与肝经相通，针之泻诸阳之气，平降肝火；曲池、合谷清泻阳明，理气降压；太冲为肝经原穴，疏肝理气，平降肝阳；三阴交为足三阴经交会穴，调补脾、肝、肾，配伍应用以治其本。

【加减】肝火亢盛加风池、行间平肝泻火；阴虚阳亢加太溪、肝俞滋阴潜阳；痰湿壅盛加丰隆、足三里健脾化痰；气虚血瘀加血海、膈俞益气活血；阴阳两虚加关元、肾俞调补阴阳；头晕头重加百会、太阳清利头目；心悸怔忡加内关、神门宁心安神。

【操作】痰湿壅盛、气虚血瘀、阴阳两虚者，百会可加灸；太冲应朝涌泉方向透刺，以增滋阴潜阳之力；其他腧穴常规针刺。

(3) 其他疗法

【皮肤针】叩刺项后、腰骶部和气管两侧，力度依病情虚实和病人体质强弱而定。每日1次。

【三棱针】取耳尖、百会、大椎、印堂、太冲、曲池等穴。每次选1~2穴，点刺出血3~5滴。2~3天1次。

【小提示】

①针灸对1、2期高血压病有较好的效果，对3期高血压可改善症状，但应配合降压药物治疗。高血压危象时慎用针灸。

②长期服用降压药物者，针灸治疗时不要突然停药。治疗一段时间，待血压降至正常或接近正常，自觉症状明显好转或基本消失后，再逐渐减小药量。

③高血压也可作为某些疾病的一种症状，如心脑血管疾病、内分泌疾

病、泌尿系统疾病等发生的高血压，称为症状性高血压，或继发性高血压，须与高血压病相区别。

6.心悸

心悸指患者自觉心中悸动、惕惕不安，甚则不能自主的一类证候。本病症可见于多种疾病过程中，多与失眠、健忘、眩晕、耳鸣等并存，凡各种原因引起心脏频率、节律发生异常，均可导致心悸。

西医学中某些器质性或功能性疾病如冠心病、风湿性心脏病、高血压性心脏病、肺源性心脏病、先天性心脏病、各种心律失常，以及贫血、低钾血症、心神经官能症等，均可参照本节治疗。

（1）病因病机

本证的发生常与平素体质虚弱，情志所伤，劳倦，汗出受邪等有关。平素体质不强，心气怯弱，或久病心血不足，或忧思过度，劳伤心脾，使心神不能自主，发为心悸；或肾阴亏虚，水火不济，虚火妄动，上扰心神而致病；或脾肾阳虚，不能蒸化水液，停聚为饮，上犯于心，心阳被遏，心脉痹阻，而发本病。

（2）辨证

自觉心跳心慌，时作时息，并有善惊易恐，坐卧不安，甚则不能自主。兼见气短神疲，惊悸不安，舌淡苔薄，脉细数，为心胆虚怯；头晕目眩，纳差乏力，失眠多梦，舌淡，脉细弱，为心脾两虚；心烦少寐，头晕目眩，耳鸣腰酸，遗精盗汗，舌红，脉细数，为阴虚火旺；胸闷气短，形寒肢冷，下肢浮肿，舌淡，脉沉细为水气凌心；心痛时作，气短乏力，胸闷，咳痰，唇舌紫黯，或舌有瘀点，脉沉细迟涩或结代，为心脉痹阻。

（3）治疗

【治法】调理心气，安神定悸。以手厥阴、手少阴经穴为主。

【主穴】内关、郄门、神门、厥阴俞、巨阙。

【配穴】心胆虚怯者，加胆俞；心脾两虚者，加脾俞、足三里；阴虚火旺者，加肾俞、太溪；水气凌心者，加膻中、气海；心脉痹阻者，加膻中、膈俞；善惊者，加大陵；多汗者，加膏肓；烦热者，加劳宫；耳鸣者，加中渚、太溪；浮肿者，加水分、中极。

【操作】毫针平补平泻法。

【方义】心包经内关及郄穴郄门可调理心气，疏导气血。心经原穴神门，宁心安神定悸。心包之背俞厥阴俞配心之募穴巨阙，可益心气、宁心神，调理气机。诸穴配合以收镇惊宁神之效。

【按语】针灸治疗心悸效果较好。本病可发生于多种疾病，治疗必须明确诊断。

7. 癫病

癫病是由于大脑皮质突然发生过量放电引起的阵发性、短暂的功能失调，以精神抑郁、表情淡漠、沉默痴呆、语无伦次、静而少动为特征。属于中医学"郁证"的范畴，多见于西医学的忧郁症、强迫症、精神分裂症等。常因情志刺激、意欲不遂等因素而诱发，或有家族史。

（1）临床表现

精神抑郁、多疑多虑、焦急胆怯、自语少动、悲郁善哭、呆痴叹息等。

【痰气郁结】精神抑郁，神志呆钝，胸闷叹息，忧虑多疑。自语或不语，不思饮食，舌苔薄白而腻，脉弦细或弦滑。

【气虚痰凝】精神抑郁，淡漠少语，甚则目瞪若呆，妄闻妄见，面色萎黄，大便稀溏，小便清长，舌胖而淡，苔白腻，脉滑或脉弱。

【心脾两虚】神思恍惚，疲乏无力、言语错乱，心悸易惊，善悲欲哭，夜寐不安，食少，舌淡，苔白，脉细弱。

【阴虚火旺】神思恍惚，多言善惊，心烦易躁，不寐，形瘦面红，口干，舌红，少苔或无苔，脉细数。

（2）治疗

【治法】涤痰开窍、养心安神，心脾两虚者针灸并用，补法；痰气郁结、气虚痰凝、阴虚火旺者以针刺为主，泻法或平补平泻。

【主穴】脾俞、丰隆、心俞、神门。

【方义】脾为生痰之源，取脾之背俞脾俞、胃之络穴丰隆健脾胃、化痰湿以治其本；心为神之舍，取心之背俞心俞、心经原穴神门调养心神、醒脑开窍。标本同治，癫病当除。

【加减】痰气郁结加中脘、太冲调气解郁；气虚痰凝加足三里、中脘益气健脾；心脾两虚加足三里、三阴交健脾养心、益气安神；阴虚火旺加肾俞、太溪、大陵、三阴交滋阴降火。

【操作】所用腧穴均常规针刺，背俞穴注意针刺的方向、角度和深度，以防伤及内脏。

（3）其他疗法

【耳针】取心、胃、脑、脑干、皮质下、肾、枕、神门。每次选用3～5穴，毫针浅刺、轻刺激，留针30分钟，也可用王不留行籽贴压。

【电针】取百会、水沟、通里、丰隆。针后在四肢穴位接电针仪，用断续波强刺激15～30分钟。

【穴位注射】取心俞、膈俞、间使、足三里、三阴交。每次选1～2穴，用25～50毫克氯丙嗪注入，每天注射1次。

【小提示】

①针灸对本病有一定疗效，但在治疗前应明确诊断，与癔症、脏躁相鉴别。

②在治疗过程中，家属应积极配合对患者加强护理，结合心理治疗，以提高疗效。

第四章 针灸防治常见病

第二节 外科病症的针灸治疗

1.腰椎间盘突出症

腰椎间盘突出症是腰椎间盘发生退行性变之后，多因外力使纤维环破裂，髓核突出，刺激或压迫神经根、血管或脊髓等组织而引起腰痛并且伴有坐骨神经放射性疼痛等症状为特征的一种病症，多见于男性。本病症患病率高，病程长，是影响人类健康的常见病之一。

腰椎间盘是由髓核、纤维环和软骨板三部分组成的，人们步入30岁以后，腰椎间盘各部分都有不同程度的退行性和改变，其弹性和韧性都随之下降，当在劳动或体育活动腰部遭受扭闪和撞击，抬重物时用力过大，过劳等受伤而引起腰椎间盘纤维破裂，髓核组织从破裂口脱出。髓核一旦突出后就会刺激腰椎神经根，同时造成积液，使局部循环机制受到影响，无法靠人体自身能力吸收代谢。

（1）电针

【主穴】环跳、阳陵泉、夹脊（受压神经相应节段）、绝骨、关元俞、大肠俞。

【配穴】分二组。一组肾俞、委中、秩边、承山；二组髀关、上巨虚、足三里、冲阳。

【治法】如主穴疗效不明显可添加配穴。单侧型腰突症取患侧穴，双侧型或中央型腰突症取双侧。用28号3寸针，环跳进针2.2寸，余穴进针1.2寸。得气后，用G6805-2电针仪平补平泻法，中强刺激。再以一组（单侧型）或二组（双侧型或中央型）电极分别连接环跳和夹脊。采用断续波，波宽0.1毫秒，固定电流以患者耐受为度，频率60赫兹，留针20分钟。配穴治法相同。亦可于起针后10分钟，再在病变处贴敷"伤科一号膏"（由当归、红花、附子、黄芪、狗脊、生地黄、赤芍、生川草乌、生南星、生半夏、桃仁、生三七、雪上一枝蒿等组成的膏剂），每次贴敷5小时。

（2）丹灸

【主穴】阿是穴1，患侧腰部椎间隙之督脉、夹脊、膀胱经上之深部压痛最敏感点。

【配穴】阿是穴2，患侧臀上皮神经及下肢膀胱经、胆经上之深部压痛最敏感点。

【治法】以麝香、硫黄等药物按比例泡制成每枚75毫克的丹药备用。灸治时取治疗穴位朝上体位，将所选穴用碘酒、酒精常规消毒，皮内注射1%普鲁卡因1毫升，选穴1~3个。将灸药用火柴点燃进行熏烤，燃烧后用消毒纱布敷盖，胶布固定。治疗部位隔日更换敷料1次，用酒精消毒皮肤。每周治疗1次，2周为1疗程。

（3）浮针

【主穴】阿是穴（压痛点）。

【治法】病人取俯卧位，在其腰部病变的压痛点处做一记号，常规消毒后，在痛点旁开6~10厘米处，采用特制的中号浮针与皮肤呈15~25度角快速刺入皮下（针尖向痛点），然后运针，单用右手沿皮下向前缓慢推进，可以以进针点为圆心，针尖划弧线运动，动作要柔和，不宜引起强烈刺激。当痛点痛感减轻或消失后抽出不锈钢针芯，用胶布固定软套管，留置24小时后拔出。隔日1次，30日为1疗程。

（4）热针

【主穴】九宫。

【配穴】气滞血瘀加委中、阳陵泉、大肠俞、环跳、绝骨；肝肾亏损加肝俞、肾俞、太溪、太冲；寒湿凝滞加三焦俞、气海俞、关元俞、足三里。

【九宫穴位置】根据CT诊断和临床检查以病变最显著的腰椎棘突间

定为中宫，其上下棘突间分别为乾宫、坤宫，从乾、中、坤三宫左右旁开0.5～0.8寸依次为巽宫、兑宫、坎宫、离宫、艮宫、震宫。

【治法】一般仅取九宫穴，如需要可加配穴。患者伏卧或侧卧，取1.5～2.5寸毫针，直刺或略向上斜刺0.8～1.2寸，进针顺序为先针中宫，再针乾宫、坤宫。然后按巽、兑、坎、离、艮、震宫依次进针，刺入0.8～1.2寸，针尖斜向椎体。获得针感后，行捻转结合提插补泻手法，行针后，在坎宫、离宫加用热针，一般温度控制在41～45℃，常用GZH热针仪。如为寒湿凝滞，温度可控制在46～50℃，而肝肾亏损，则宜调节至37～40℃。配穴用常规针法。每次留针20～30分钟。每日或隔日1次，10次为1疗程。

（5）拔罐

【主穴】阿是穴，即腰部及下肢部痛点或压痛点。

【配穴】委中。

【治法】患者取俯卧位，裸露腰部及痛侧下肢。在裸露部位均匀涂上红花油，选适中口径的火罐，用闪火法拔罐，并在该区域行走罐法上下往返推拉3～5次，然后在腰部阿是穴及委中穴用三棱针点刺出血，并拔罐10分钟左右。3日1次。拔罐同时可配合牵引。患者采用仰卧位，胸、骨盆机械牵引，重量为体重的90%左右，牵引5分钟。在牵引状态下，先后以单双侧屈膝、屈髋压5次，接着直腿高举到90度，再使踝部做强烈背屈运动，左右各3次并行双膝髋屈曲下压。然后，医生一手从后托住患者臀部，使腰部前屈3次。最后以与患者体重相等的牵引力牵引5分钟，医生用双手抱住患者腰部用力于病变关节，向上端提5次，结束手法，解除牵引。

（6）其他措施

【耳针】取穴为腰骶椎、臀、坐骨神经、神门。毫针刺入后用强刺激，留针10～20分钟，也可用耳穴压丸法。

【穴位注射】取局部压痛点，用10%葡萄糖10～20毫升加维生素

B_1 100毫克，在压痛点按一针多向透刺法，分别向几个方向注入药液。每3~4天治疗1次，10次为1疗程。

2.腱鞘囊肿

腱鞘囊肿是发生于关节部腱鞘内的囊性肿物，一种关节囊周围结缔组织退变所致的病症。内含无色透明或橙色、淡黄色的浓稠黏液，多发于腕背和足背部。以半球样隆起于皮下浅表，柔软可推动，多发于腕部中央为主要临床特征。触摸时皮下饱满并有波动囊样感，伴有腕部无力、不适或疼痛，多为酸痛或放射性痛，可有一定的功能障碍。

中医学中将本病症称为聚筋或筋瘤，认为系外伤筋膜，邪气所居，郁滞运化不畅，水液积聚于骨节经络而成。

（1）针灸

【主穴】阿是穴。阿是穴位置：囊肿顶部（下同）。

【治法】先常规消毒阿是穴，如囊肿较小，直接针刺；囊肿较大者，可用注射器先吸尽囊内容物再针刺。针刺方法分为两种：①扬刺，正中刺入1针，从囊肿四周对称地向中央刺入囊内，用泻法；②恢刺，用28号1.5寸毫针，对准囊肿顶部直刺。针尖刺破囊壁达囊中后，呈45度及75度分别向四周来回点刺，针刺深度以刺破四周囊壁为度。留针20~30分钟。起针后用力挤压囊肿，使之破裂。部分病人在留针时用艾卷灸针柄，越热越好，但要避免烫伤；亦可起针后作回旋灸或用TDP灯照射15分钟。取针后，宜局部作加压包扎，每日1次，10次为1疗程。

（2）挑治

【主穴】阿是穴。

【治法】先令患者腕关节向掌侧屈，使囊肿暴露明显，术者以左手拇指和食指各压一消毒棉球在囊肿左右，压挟挤紧，使囊肿固定，然后用2%碘酒及75%酒精充分消毒。右手持消毒三棱针对准囊肿之最高点快速刺入，注意勿透过囊肿的下层，然后快速拔针，以掐持囊肿的左手用力掐挤囊肿（拔针与掐挤囊肿应同时进行），囊肿较大者，用双手拇指从囊肿周围向中心挤压，务使囊内的胶性黏液（呈透明糊状物）从针孔中全部排出。如囊肿部位大，时间久，黏液未能排净，针孔被阻塞的，可用消毒三棱针在原针孔处再刺入，并在囊内轻轻拨动数下，直至黏液排净。然后用消毒后的光滑小竹片（约20×15平方毫米），紧贴囊肿壁上，用绷带扎紧（不可太紧，以免影响局部血液循环），嘱患者勿沾生水及不可过度用腕力，三天后取下绷带及竹片。如有复发，可用同样方法治疗。

（3）火针

【主穴】阿是穴。

【治法】用2号火针或普通小号三棱针（亦可以用大头针代替），用止血钳夹持后，在酒精灯上烧红，左手拇、食指挤住囊肿，将内容物推至一边，避开血管，使囊肿突起。将烧红的针具，对准囊肿迅速刺入深部（以达囊肿基底部为度），快速取出，根据囊肿大小可刺2～3针。然后，两手持干棉球在针孔周围挤压，放出胶状液体，挤压干净，用酒精棉球拭干消毒后，用消毒干棉球压迫包扎局部，3日内不沾水，4日后取下敷料。如1次未愈，可隔5～7天再行针1次。

（4）针刺加穴位注射

【主穴】阿是穴。

【治法】先按揉局部5分钟，使局部潮红，囊肿变软。局部常规消毒，用三棱针在囊肿边缘平等向中央快速进针，刺至囊肿中央即退针。退针时，用一手拇指按住与针眼相对的侧面，向针眼方向挤压，边挤压边退针，囊肿内容物即随针外溢，至溢尽为止。然后从原针眼进针，注入泼尼松12.5～25毫克、0.5%普鲁卡因2毫升，注完药液后，再向多方向刺破囊壁。出针后稍加按揉，加压包扎。一周后如仍有囊肿残留或复发，可重复使用上法。

（5）温针加拔罐

【主穴】 阿是穴。

【治法】 囊肿局部以26号或28号1寸毫针，直刺入1针，两旁各刺入1针的齐刺法，每1针上各加2厘米长之艾段，从下部点燃。燃尽起针后即以微型玻璃罐吸拔3～5分钟，以拔出黄色黏稠样液体为佳。拔后用消毒敷料加压固定。1次未愈，隔2～3日再针。

3.溃疡病急性穿孔

胃、十二指肠溃疡急性穿孔是溃疡病的严重并发症之一。其典型的临床表现为突然发作的剧烈腹痛，腹式呼吸减弱，腹肌痉挛、强直、触痛明显及有反跳痛，恶心呕吐，烦躁不安，发热，甚至可出现早期休克。

（1）体针

【主穴】 足三里（或阿是穴，在足三里下方压痛明显处）、孔最、中脘、梁门、天枢。

【配穴】 内关。

【治法】 每次取2～3穴（主穴），如腹痛、呕吐明显者加内关。深刺得气后，大幅度捻转提插，强手法运针1～2分钟。然后，留针1～6小时，每15分钟，以同样手法行针1次。亦可于第1次运针后，接通G6805-2电针仪，以疏密波持续电刺激1小时，强度宜强，以病人能耐受为度。日针3～4次，观察时间以10小时为宜。

（2）穴位注射

【主穴】 足三里。

【治法】 维生素B_1注射液（含量100毫克/2毫升）。足三里取双侧，以5号齿科针头刺入，至强烈得气后，推入药液，每侧穴1毫升，3小时1次。症状缓解后改为每日2次。同时宜配合应用清热解毒，通里攻下的中药和西药。

（3）电针

【主穴】中脘、天枢、内关。

【配穴】足三里、合谷。

【治法】患者取仰卧位，每次取2～4穴，采用低频电脉冲仪治疗。腹部穴用斜刺或横刺之法，使之得气，四肢穴宜直刺至有明显针感。连接电脉冲仪，腹部接阳极（有效极），四肢接阴极，频率180～200次/分，持续通电1～2小时左右，如疼痛未见缓解，可间隔4～6小时再行治疗。亦可针半小时，间歇15分钟，连续针8小时。

4. 痉挛性斜颈

痉挛性斜颈是一种以颈肌扭转或阵挛性倾斜为特征的锥体外系器质性疾患。临床表现为起病缓慢，头部不随意地向一侧旋转，颈部则向另一侧屈曲。可因情绪激动而加重，睡眠中完全消失。本病症以成年人多见，至今病因不明，患者可能有家族史，少数继发于脑炎、多发性硬化、一氧化碳中毒后，但大多数无明显病因。现代西医学尚无特效疗法，药物和手术疗效均不确切。

（1）电针

【常用穴】天容、容后、天窗、臂臑。

【备用穴】阳白、合谷。

【容后穴位置】下颌角后方，耳垂后凹陷直下1.5寸处。

【操作】每次取颈肌痉挛较突出之同侧颈部常用穴一个和双侧臂臑穴，另酌取备用穴一个（同侧）。颈部常用穴和备用穴，针刺入得气后，略做提插捻转，接通电针仪。其中，颈部穴接负极，备用穴接正极。具体要求如下：天容穴，直刺5～8分，电针时头向针刺侧转动并有同侧耸肩运动；容后，直刺0.5～1寸，电针时头向针侧转动；天窗，直刺0.5寸或向上斜刺1寸，电针时针侧有仰头及耸肩动作；臂臑穴，向内下方斜刺1.5寸，待有酸胀等得气感后，作捻转结合小提插运针1分钟，留针，不接电针。通电或留针时间为20～30分钟。每日或隔日1次。15次为1疗程，未愈者停针3～5天后继续下一疗程。

【注意事项】

①本法取效的关键在于针刺部位的正确，通电后如不出现上述动作，应反复调整针刺的深度或方向，直到满意为止。

②本法在获效后，必须巩固治疗一段时期。

（2）穴位电疗

【常用穴】 风池、肩井、扶突。

【备用穴】 百会、合谷、安眠。

【操作】 主要采用共鸣火花和感应电进行穴位刺激。常用穴据痉挛性斜颈的不同症型而选取：水平旋转取全部3个穴；后屈型取扶突，前屈型取风池和肩井。先以感应电刺激。系采用普通电疗机的感应部分，输出为1～5档交流电。其中1档3伏，2档5伏，3档9伏，4档15伏，5档18伏；频率为60～80赫兹，为不规则针形波。感应电治疗时，将两个手柄同时置于两个穴位上，用断续电进行治疗。刺激方法如下：水平旋转型痉挛性斜颈患者，先置于双风池穴，断续通电3分钟；向下滑至肩井穴，断续通电3分钟；然后，放置于双扶突穴，断续通电1～2分钟，并指导患者做头部运动，再在该穴通电2分钟。后屈型患者，将两手柄同时置于扶突穴，断续通电5分钟，指导患者做头部运动，然后再按上法重复1次。前屈型患者，先将两手柄置于双风池穴，断续通电3分钟，向下滑动至双肩井穴，通电3分钟。断电后，指导病人做头部运动，之后再按上法重复1次。感应电穴位刺激，开始时先调到3伏，然后逐渐加大，直至肌肉出现明显收缩而患者又能耐受为止。

然后用共鸣火花进行治疗。以叉状电极或小圆电极接触穴位上。主要的刺激穴位为风池穴和备用穴。其剂量为成年人中等量，老人或儿童弱刺激。

每穴刺激3分钟。上述穴位除风池选用双穴外，安眠、合谷均用单穴（对侧或同侧），如患者失眠，则改双安眠穴。

感应电和共鸣火花穴位刺激，每日1次，15~20次为1疗程。疗程间隔3~5日。

【注意事项】

①本法适用于畏针者，特别是老人和儿童。

②本法疗效较可靠，但操作较为复杂，应由有一定经验者治疗。

5.腰痛

腰痛又称"腰脊痛"，是以自觉腰部疼痛为主症的一类病症。本证常见于西医的腰部软组织损伤、肌肉风湿、腰椎病变及部分内脏病变。

（1）病因病机

病因主要与感受外邪、跌扑损伤和劳欲太过等因素有关。感受风寒，或坐卧湿地，风寒水湿之邪浸渍经络，经络之气阻滞；或长期从事较重的体力劳动，或腰部闪挫撞击伤未完全恢复，经筋、络脉受损，瘀血阻络；上述因素可导致腰部经络气血阻滞，不通则痛。素体禀赋不足，或年老精血亏衰，或房劳过度，损伐肾气，"腰为肾之府"，腰部脉络失于温煦、濡养，可产生腰痛。

腰部从经脉循行上看，主要归足太阳膀胱经、督脉、带脉和肾经（贯脊属肾）所主，故腰脊部经脉、经筋、络脉的不通和失荣是腰痛的主要病机。

（2）辨证

腰部疼痛。疼痛在腰脊中部，为督脉病症；疼痛部位在腰脊两侧，为足太阳经证；腰眼（肾区）隐隐作痛，起病缓慢，或酸多痛少，乏力易倦，脉细者，为足少阴经证，即肾虚腰痛。兼见腰部受寒史，值天气变化或阴雨风冷时加重，腰部冷痛重着、酸麻，或拘挛不可俯仰，或痛连臀腿者，为寒湿腰痛；腰部有劳伤或陈伤史，劳累、晨起、久坐加重，腰部两侧肌肉触之有僵硬感，痛处固定不移者，为瘀血腰痛。

（3）治疗

【治法】活血通经。以局部阿是穴及足太阳经穴为主。

【主穴】腰眼、阿是穴、大肠俞、委中。

【配穴】寒湿腰痛者，加腰阳关；瘀血腰痛者，加膈俞；肾虚腰痛者，加肾俞、命门、志室。

【操作】主穴均采用泻法。寒湿证加艾灸；瘀血证加刺络拔罐；肾虚证配穴用补法，肾阳虚加灸法。

【方义】腰眼、阿是穴、大肠俞。可疏通局部经脉、络脉及经筋之气血，通经止痛。委中为足太阳经穴，"腰背委中求"，可疏调腰背部膀胱经脉之气血。

【小提示】

①针灸治疗腰痛具有很好的疗效，但因脊柱结核、肿瘤等引起的腰痛，不属针灸治疗范围。

②平时常用两手掌根部揉擦腰部，早晚一次，可减轻腰痛和防止腰痛。

③对于腰椎间盘突出引起的腰痛可配合推拿、牵引等方法。

6.腰肌劳损

慢性腰肌劳损是由于外力经常反复地牵拉或挤压，使腰部的肌肉、韧带、筋膜、椎间盘乃至椎骨发生组织结构、理化性能的微细病变，积久成疾而出现腰痛及运动障碍，又称功能性腰痛，其中包括了臀筋膜综合征、腰椎横突综合征、棘间韧带损伤，以及腰痛广泛、固定面活动基本正常的积累性腰肌劳损。

检查患部，除局部的压痛和叩击痛以外，一般无其他阳性体征。压痛点部位的不同可以鉴别具体不同性质的劳损。X线检查多无明显的异常发现，有时偶见骨骼的先天性畸形、椎间盘椎体内突出、椎体楔形变形、椎骨退行性变等表现。此外，慢性腰肌劳损还需与梨状肌综合征相鉴别，后者在梨状肌部位压痛明显，并伴有干性坐骨神经痛体征。

（1）临床表现

本病的主要症状为腰痛，疼痛多弥散而不固定，轻者仅感腰部不适或隐痛，或长时间处于某一姿势而感腰痛发作，变换姿势，稍加活动或休息则立刻感到轻松。按压、叩击腰部，其疼痛亦可减轻。重者则腰痛持续，时轻时重，甚至可向臀部及股后部放射。站立时间稍久则痛甚，需挺腰或两手撑扶臀部，或坐卧片刻，症状方可减轻，并感腰部僵硬，活动受限。过于疲劳、受寒着凉都可使症状加剧。

臀筋膜综合征在臀上部臀上皮神经出口处当有压痛，腰椎横突综合征则于第3腰椎横突处有明显的压痛，局封可使之消失，棘间韧带损伤可在棘突间有压痛点，在前屈位时加重。

（2）治疗

【主穴】肾俞、大肠俞、腰阳关、上委中、阳陵泉、昆仑。

【配穴】臀筋膜综合征：环跳、居压痛点；腰椎横突综合征：压痛点、气海俞；棘间韧带损伤：相应节段夹脊穴；梨状肌综合征：梨状肌中部之压痛点、秩边、居髎。

7. 急性腰扭伤

急性腰扭伤指腰部因过度劳损或外伤而引起的关节周围的肌肉、肌腱、韧带、血管等软组织损伤，受伤部位以肿胀疼痛、关节活动障碍为主要表现的病症，但无骨折、脱臼、皮肤损伤。一般症状于扭伤后数小时至数日内加重。

（1）体针1

【主穴】水沟（或左右旁开1厘米处）、后溪（或睛明）、腰痛穴。

【配穴】委中、命门、阳关、大肠俞、合谷。腰痛穴位置：手背，指总伸肌腱两侧，腕背横纹下1寸处，一手两穴。

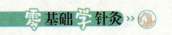

【治法】一般仅取主穴，效果不理想时加配穴，均按损伤部位选穴。腰脊正中损伤：水沟，直刺 1~2 分，反复捻转，持续 2 分钟；或水沟旁开 1 厘米处，左手拇、食指将患者上唇捏住，右手以 2 寸毫针，从左侧进针，对侧出针，来回拉动强刺激 5~10 秒。在上述针刺同时，医者站于患者身后，紧扶患者腰腹交界处（章门、京门附近），帮助其活动腰部 20 次，如前俯后仰、左右旋转等。腰软组织损伤（面积较小者）：后溪，取对侧或痛侧，往合谷方向进针，亦可由合谷透至后溪，深刺 1~1.5 寸，大幅度捻转提插，强刺激 2 分钟；或睛明，取痛侧，针入 0.5~1 寸（宜缓慢进针，防止损及血管），得气后轻轻捻转，不可提插捣针。同时，亦如上法活动其腰部。腰软组织损伤（面积较大，痛引胁肋者）：腰痛穴，取对侧，两针均向掌心斜刺，深刺 0.8~1 寸，得气后，大幅度捻转提插，强刺激 2 分钟。并按上法活动其腰部。上述均留针 15 分钟，运针 1~2 次。

如尚有余痛或疼痛减轻不明显，深刺大肠俞，激发针感放射至足跟，委中刺血，命门、阳关及腰部压痛最明显处，针后加拔罐。

（2）体针 2

【主穴】委中、阿是穴。

【配穴】华佗夹脊、肾俞、志室、腰眼。阿是穴位置：腰背部压痛点在腹部之对应处即是，如压痛点在督脉，即在任脉与痛点对应处取穴。

【治法】先嘱患者俯卧硬板床上，双手置于头上部，术者双右手拇、食指，在腰骶椎间及两侧腰肌逐一按压，查出压痛点。

脊正中损伤：医者用右手掌根放于压痛点处，左手叠于右手手背上，轻轻按揉，乘患者呼气时，用力猛按一至三下。然后先针委中，深刺 1.5 寸，捻转提插使针感传至足；继针华佗夹脊（取痛点两侧之夹脊穴）和阿是穴，均泻法不留针。

腰软组织损伤：委中，针法同上；阿是穴，施泻法；酌选配穴，深刺，平补平泻，亦不留针。每日 1 次。

（3）头针

【主穴】 枕上正中线，枕上旁线。

【配穴】 阿是穴。阿是穴位置：腰部压痛点（下同）。

【治法】 上述穴位均取。先针主穴，用28～30号1.5寸长的毫针。正中腰痛以枕上正中线为主，两侧腰痛以枕上旁线为主，交叉取穴。针向下斜刺1寸左右，深度以达到帽状腱膜为主，并要求产生一定针感（多为酸、痛、胀），然后持续捻针2～3分钟，捻转频率控制在100～150次/分，捻转角度控制在360～720度之间。同时令病人做腰部前屈、后伸、左右侧弯及旋转运动，留针20～30分钟。如症状未完全缓解，可再捻针2～3分钟。并在阿是穴针刺，得气后提插捻转2分钟，使出现较强烈的针感，不留针或留针10分钟。为巩固疗效，头针可留1～2小时，或让病人带回家中自行取出。

（4）拔罐

【主穴】 阿是穴。

【配穴】 委中、养老。

【治法】 阿是穴必取，施拔罐法。可分三法。

针罐法：患者取坐位或俯卧位，在阿是穴直刺进针，得气后，再在其四周进针数枚，待得气后，将针缓缓拔出，仅留中心一针，采用架火法（即在针尾置一沾有95%酒精的棉团点燃），或用真空拔罐器抽气吸拔。留罐15～20分钟。每日1次，4次为1疗程。

拔罐法：在阿是穴及其附近，以闪火法吸拔2～3个，留罐30分钟，直至局部出现瘀斑。取罐后，在该部位用手掌面由轻—重—轻手法按摩数分钟。每日或隔日1次，不计疗程。

刺络拔罐法：医者首先在压痛最明显之阿是穴，用手掌按压推揉片刻，使周围之络脉怒张。消毒后，用三棱针快速点刺3～5下，使之出血2～5毫升，即以投火法将罐具吸附其上，留罐10～15分钟，直至局部出现红晕。起罐后以药艾条施温和灸5~7分钟。隔日1次，不计疗程。

配穴每次取1穴，养老穴提插捻转强刺激不留针，委中穴用三棱针点刺出血6~8滴。一般须配合拔罐法。

（5）指针加艾灸

【主穴】阿是穴。

【治法】以拇指指腹按压阿是穴，由轻渐重，患部有酸胀的气感后持续1~2分钟，并缓慢放松，反复5~7次后施以插法，亦由轻到重，得气后持续1~2分钟并缓慢放松，配合指揉法。然后施隔姜灸4~6壮，灸毕于局部回旋揉动片刻。每日1~2次。

（6）耳针

【主穴】腰痛点、阿是穴。

【配穴】腰骶椎、神门、肾、交感、内分泌。

【腰痛点位置】在对耳轮上脚与对耳轮下脚起始部的突起下方处。

【阿是穴位置】对耳轮正中压痛点。

【治法】主穴取1穴以0.5~1寸28号毫针进针后迅速捻转，患部有酸胀、烧灼感时活动腰部，10~30分钟后起针。余穴用王不留行籽敷贴，嘱患者每日按压3~4次，每次每穴按压5~6下，隔日换药1次。

（7）腕踝针

【主穴】踝上6区、5区。

【踝上6区位置】踝关节上3寸，跟腱外侧。

【踝上5区位置】相当于绝骨穴。

【治法】腰部正中扭伤取6区，两侧扭伤取5区。单侧痛针一侧穴，双侧痛针两侧穴。以1.5寸30号毫针，速刺进皮后将针放平，紧贴皮肤表面向上进针，以患者不感到酸、麻、胀、痛感为度，否则为进针过深，应退出重针。针深1寸，留针30分钟。留针期间嘱患者活动腰部。

第三节　五官疾病的针灸治疗

1. 耳鸣

耳鸣是指人们在没有任何外界刺激条件下所产生的异常声音感觉，常常是耳聋的先兆。机制不清，目前多认为其为听觉紊乱所致，是听觉系统中的一种异常的神经自发性放电活动，并被错误地感知为某种声音，其可能机制包括听觉核团过度放电，神经网络回路对信号的处理、躯体感觉与知觉的交叉调制作用及神经可塑性与皮层的功能重组现象等。当耳蜗的兴奋性提高，任何机械压迫使盖膜与毛细胞的相对关系有稍微但持久性位移即可引起耳鸣。

值得注意的是，耳鸣是发生于听觉系统的一种错觉，是一种症状而不是疾病。有些人常感到耳朵里有一些特殊的声音如嗡嗡、嘶嘶等，但周围却找不到相应的声源，这种情况即为耳鸣。耳鸣使人心烦意乱、坐卧不安，严重者可影响正常的生活和工作。

中医学认为其病因分虚实两类：实证多由暴怒惊恐、肝胆火旺而致少阳经气闭阻，或痰热郁结，壅遏清窍；虚证多因肾精亏耗，精气不能上达于耳窍而致。临床上常分为客观性耳鸣和主观性耳鸣，主观性耳鸣为多见，精神状态、全身状态、用药情况、睡眠质量、疲惫、噪声、饮酒和情绪紧张等对耳鸣的发生和轻重均有影响。

基于耳鸣发病机制莫衷一是，治疗耳鸣时应综合考虑病程、病位、严重程度、全身疾病等病因治疗和对症治疗，如药物治疗、掩蔽治疗、心理学习治疗、生物反馈等。然药物多是通过血液循环作用于全身，而真正进入听觉系统的药物相对很少，故疗效常不佳，直至目前仍无公认的治疗耳鸣的特效药，而中医学中的针灸治疗以不良反应小，标本兼治，方便易行，价格经济等诸多优点在临床上取得了良好疗效，尤对后天引起的神经性耳鸣疗效显著。

（1）体针1

一般取手足少阳经穴为主，结合辨证循经取穴，以针感传至内耳者佳。常规取听宫、翳风、中渚、侠溪等穴为主，肝胆火旺者配太冲、丘虚；外感风邪配外关、合谷；肾气亏虚配太溪、关元；痰热郁结配丰隆、劳宫。

（2）体针2

取主穴百会、人中、听宫、下关、翳风。肝胆火盛配太冲、外关；外感风热配合谷；肾气亏虚配侠溪、肾俞。

（3）腕踝针

取腕踝针上1区，上4区为主，配风池、率谷、听宫、听会。

（4）灸法

灸法可使艾火热力沿耳道直达鼓膜及鼓室，对中耳炎引起的耳部痛及堵塞感等症状亦有明显改善作用。

（5）电针1

用电针听宫、听会、翳风、风池为主穴，配合磁珠耳压耳穴神门、肝、肾、脾、皮质下、内耳等及听宫穴。

（6）电针2

采用电针治疗耳鸣，取听宫、听会、翳风并在听宫、听会用G6805-2电针治疗仪，连续波，40赫兹，电流以耐受为度。

（7）穴位注射

一般取听宫、听会、翳风、完骨、肾俞等，用维生素 B_1、维生素 B_{12}、丹参注射液、黄芪注射液、盐酸普鲁卡因等行穴位注射，每次两侧各选1穴，耳周穴可交替使用，隔日1次。

（8）耳穴治疗

一般取耳、内耳、神门、肾、屏间、枕等，中等刺激，敷贴、埋线能持续刺激穴位，疗效稳定，不易引起耳软骨膜炎，操作简单易行，乐为患者接受。

（9）头针治疗

一般选取两侧晕听区，毫针刺，间歇运针，留针20分钟，每日或隔日1次。

2.耳聋

耳聋是指听力减退，明显低于正常的一种病症。多是由于先天性或后天性原因引起的耳蜗、听神经和听中枢的病变，使传入内耳的声波不能感受而致。因聋致哑，则称聋哑。

（1）电针

【主穴】听宫、耳门。

【配穴】翳风、听会、外关、中渚、合谷。

【治法】以主穴为主，效果不明显时可酌加配穴。主穴每次取1穴，进针深度：小于9岁，为1～1.2寸；10～15岁，1.3～1.5寸；16岁以上，1.6～2.2寸。至得气后，视合作情况，接通电针仪，连续波，频度为100次/分，强度则以病人可耐受为度。通电25～30分钟。配穴可采用速刺法，进针后待有酸麻、胀等针感，并向四周放射时停止捻针。留针时如无针感，可捻转捣针1～2次。一般用中等强度手法，如患者感觉迟钝，可适当加重手法。如患者年龄小，可缩短留针时间，或不留针。每日或隔日1次，15次为1疗程，停针7天，继续下一疗程。

（2）穴位注射

【主穴】听宫、翳风、完骨、瘛脉。

【治法】当归注射液、丹参注射液，这些药物有补气活血的作用。西药如维生素 B_{12}、654-2也可用。每次2毫升，每天或隔日1次，10次为1疗程，疗程间隔1周。

（3）头针

【主穴】声记忆区、语言形成区、晕听区。

【配穴】颞3针、胸腔区、附加运动区、语言区。

【声记忆区位置】位于大脑皮层的颞上回和颞中回后部及缘上回和角回下端。在头皮的投影为顶骨结节的下方和后方。

【语言形成区位置】声记忆区下方，乳突后方长3厘米。

【颞3针位置】以大脑外侧裂的表面标志为翼点（自外眦向后3.5厘米再向上1.5厘米处）至顶骨结节的连线。共分3区。第1区：自顶骨结节下缘前方约1厘米处向后，长3厘米；第2区：耳尖上1.5厘米处向后，长3厘米；第3区：耳尖下2厘米处向后，长3厘米。以上3区皆与水平线呈15～20度角。

【附加运动区位置】位于运动区前3～4厘米的菱形地区，在运动区上点向前4厘米之两侧。

【治法】以主穴为主，酌加配穴。均取双侧，用28号1.5～2寸长的毫针。其中，声记忆区较广泛，在该区交叉进2针，余每区进1针。选准穴后迅速刺入皮下，深度最好至帽状腱膜下，不捻转，不强刺激，将针体渐与皮肤平行，送至要求达到之长度。留针1.5～2小时。隔日针1次，10次为1疗程。疗程间隔3～5天。

（4）耳针加穴位注射

【主穴】神门、交感、肾、肝、外耳、心、脑、皮质下、额枕。

【配穴】翳风、风池（均体穴）。

【治法】主穴每次取6～7穴，酌加体穴。均用针刺法。耳穴常规消毒后垂直进针，勿刺透软骨，进针后施以强刺激捻转手法，肾穴用双针刺法，即在耳穴先直刺1针，再于周围找一敏感点以45度角刺向肾穴中心。留针2～4小时，中间捻针2～3次。配穴用穴位注射法，取维生素B_1注射液1

毫升，快速注入穴位，翳风、风池穴各注入0.5毫升。每2天治疗1次，15次为1疗程。

3.咽喉肿痛

咽喉肿痛是口咽和喉咽部病变的主要症状，以咽喉部红肿疼痛、吞咽不适为特征，又称"喉痹"。咽喉肿痛见于西医学的急性扁桃体炎、急性咽炎和单纯性喉炎、扁桃体周围脓肿等。

（1）辨证

咽喉肿痛，兼见咽喉赤肿疼痛，吞咽困难，咳嗽，伴有寒热头痛，脉浮数，为外感风热；咽干，口渴，便秘，尿黄，舌红，苔黄，脉洪大，为肺胃实热。咽喉稍肿，色暗红，疼痛较轻，或吞咽时觉痛楚，微有热象，入夜则见症较重，为肾阴不足。

（2）实热证治法

【治法】清热利咽，消肿止痛。以手太阴、手足阳明经穴为主。

【主穴】少商、合谷、尺泽、陷谷、关冲。

【配穴】外感风热者，加风池、大椎；肺胃实热者，加内庭、鱼际。

【操作】毫针泻法。

（3）阴虚证治法

【治法】滋阴降火，养阴清热。以足少阴经穴为主。

【主穴】太溪、照海、鱼际。

【配穴】入夜发热者，加三阴交、复溜。

【操作】太溪、照海用补法，鱼际用泻法。

（4）其他治疗

【耳针】选咽喉、心、下屏尖、扁桃体，耳轮1～6，毫针刺入，实证者强刺激，每次留针1小时。

【注意事项】

①针刺治疗咽喉肿痛效果好。如扁桃体周围脓肿，不能进食者应予补液，如已成脓则转科处理。

②禁吸烟、饮酒以及进食酸辣等刺激性食物。

4.面瘫

本病是以口眼歪斜为主要症状的一种病症。本病可发生于任何年龄，20～50岁最多，男性略多于女性。春秋两季发病率较高，常发生在单侧，极少数发生在双侧。起病急，常于晨起刷牙、洗脸时发现口角流涎和歪斜。发病初期可伴有麻痹一侧耳后乳突区、耳内或下颌角的疼痛，也可无自觉症状。症状一般在1～3天内达到高峰。

本病在临床分为中枢性面瘫和周围性面瘫两类。

中枢性面瘫是由大脑或脑干的病变（如肿瘤、脑卒中）引起的，通常表现为一侧眼裂以下面肌瘫痪，常伴有肢体偏瘫及其他神经症状，须治疗原发病，这里不做详细介绍。

周围性面瘫也叫特发性面神经麻痹，是由茎乳孔内面神经非特异性炎症所引起的。损伤部位发生在同侧下运动神经元，临床表现为单侧或双侧全面肌瘫痪，额纹消失，不能完成蹙额皱眉动作，眼睑闭合不全比较明显，角膜反射减退或消失，但不伴有肢体和其他神经症状。

临床上，周围性面瘫较为常见。

（1）预防

中医认为本病病因以风邪为主，由于正气不足，脉络空虚，风邪与痰瘀相杂，乘虚侵袭手足阳明、少阳络脉，致使气血瘀阻，经筋失养而发病。病久因痰瘀不去，新血不生，可成抽搐挛缩的内风征象，最终可导致面部肌肉萎缩。

在临床上较常见的是面瘫患者在发病前曾连日熬夜，之后又汗出当风，次日晨起便发现唇周麻木，洗漱时一侧口角流涎，有漏水现象。随后症状会急速加重，可在数小时内发生全面肌瘫痪，额纹消失，口角向一侧歪斜，眼睑闭合不全等。部分患者在发病初期表现为麻痹一侧耳根后疼痛，还有些患者在急性鼻咽部感染或带状疱疹等病毒感染后起病，这说明当人体正气不足的时候，出汗后又受风感寒就可能诱发本病。即使是因病毒感染而起病，也是由于自身抵抗力下降所致。所谓"正气内存，邪不可干""邪之所凑，其气必虚"。可见，发病的关键在于人体正气的强弱。如果我们能够保持充足的睡眠，多运动，提高正气抗病能力，出汗时注意避免风寒，面瘫是完全可以预防的。

（2）治疗

在治疗方面，中西医存在着分歧。西医认为，面瘫的早期病理改变为神经的水肿和脱髓鞘。因此有"面瘫急性期不宜针灸"之说，认为针灸后易加重神经水肿病变，主张用激素控制水肿，并结合维生素 B_1、维生素 B_{12} 等一些神经营养药物给予治疗。中医认为，神经的水肿和脱髓鞘的病理改变是由于风邪与痰瘀相杂乘虚侵袭手足阳明、少阳脉络，致使经气阻滞，气血瘀阻，经筋失养。若病情迁延日久则因痰瘀不去，新血不生，造成肌肉萎缩，反成难治之证。

针灸治疗面瘫，是依据经络学原理，采取局部近端取穴与循经远端取穴相结合，针对本病发展的不同时期分别施以不同的辨证取穴方法给予恰当治疗。

急性期发病7～10天左右：循经远端取穴，以针刺肢体远端穴位为主，如太冲、合谷、丰隆、阴陵泉等及颈后的风池、翳风等近端穴，面部则以热敷、拔罐、手法按摩为辅助治疗，一般不在面部直接取穴针刺。治疗主要为逆转期打基础，症状一般不会有明显改善，要耐心等待。

逆转期急性期之后的1～3天左右，即发病第8～13天左右：以面部透穴为主，多针浅刺为原则，远端辨证取穴为辅。如果在急性期能够及时得到针灸治疗，在这一时期症状可迅速逆转，得到基本康复，但要注意观察有无联动症出现,要注意辨证取穴施治。

恢复期是相对漫长过程,余下的一点尚未痊愈的症状在此期要慢慢地恢复,半个月到两个月不等;治疗一般以健脾益气生血为主,取穴足三里、血海、脾俞等。

由此可见,面瘫急性期不是不可以针灸,而是什么部位不能针灸的问题。并且针灸治疗对于面瘫急性期的神经水肿的病理改变完全有驾驭的能力,针刺阴陵泉、丰隆等穴不但可以利水消肿,还可以避免激素对人体产生的副作用。

5.鼻出血

鼻出血又称鼻衄,是临床常见症状之一,多因鼻腔病变引起,也可由全身疾病所引起,偶有因鼻腔邻近病变出血经鼻腔流出者。鼻出血多为单侧,亦可为双侧;可间歇反复出血,亦可持续出血;出血量多少不一,轻者仅鼻涕中带血,重者可引起失血性休克;反复出血则可导致贫血。多数出血可自止。

(1)体针

【主穴】上星、迎香。

【配穴】大椎、合谷、行间、口禾髎。

【治法】主穴为主,取1~2穴。如效不显,可加用或用配穴,亦取1~2穴。上星穴用28号1.5~2寸毫针,沿头皮向囟会方向进针1.2~1.5寸,得气后频频捻转1~3分钟,待血止后停用手法,如3分钟后血仍不止,宜加用其他穴位。迎香穴,针患侧,针尖向内上方斜刺0.3~0.4寸深。大椎穴用1.5寸毫针先直刺0.5寸深,再将针尖斜向前方进针1寸,得气后施捻转泻法,以促使针感向前头顶部传导为佳。行间,左侧鼻孔出血针右侧,右侧出血针左侧,双侧出血针双侧,针刺得气后,施提插加捻转泻法,刺激宜强。合谷、口禾刺法同行间。均留针15~20分钟,隔5分钟行针1次。每日1次。

（2）耳穴压丸

【主穴】内鼻、外鼻。

【配穴】耳中、肾上腺、神门、肺、脾、胃、肾。

【治法】主穴每次必取，配穴可酌加2～3穴。以王不留行籽或白芥子置于0.7×0.7厘米的胶布上，贴敷所选耳穴。每次每穴1～2分钟，每日按压5～10次。3～5日换贴1次。双耳可同时贴压亦可轮流贴压。

（3）耳穴埋针

【主穴】神门、交感。

【配穴】内鼻、外鼻、肺、脾、肝。

【治法】主穴每次必取，配穴中，内鼻、外鼻交替取用，肺、脾、肝据症而取。一般而言，鼻衄量多色鲜红，急躁易怒者加肝；量少、鼻腔干燥者加肺；鼻衄色淡，面色萎黄者加脾。严格消毒耳穴后，用揿钉型皮内针刺入，以胶布固定，并嘱患者每日按压3次，每次按压10～20下。多选用患侧耳穴，隔日埋针1次，7次为1疗程。

（4）火柴灸

【主穴】少商、身柱。

【治法】少商取一侧，两侧轮用。每次主穴均取。划燃火柴后迅速点灸穴区，瞬时离穴，以听到"啪"的一声即可，灸后局部出现米粒大疤痕，一般不需处理。每日1次，3次为1疗程。

6.牙痛

牙痛是由龋齿、牙髓炎、根尖周围炎及冠周炎等引起的一个共同症状。当急性发作时，疼痛剧烈。其中，急性牙髓炎表现为间歇性的阵痛，夜间加重，病人不能明确指出患牙；急性根尖周围炎则为持续性疼痛，患牙的位置病人不能正确指出；急性冠周炎有明显的牙龈红肿。

针灸治疗牙痛，主要目的在于镇痛，故一旦疼痛缓解，即应积极治疗病因。

（1）体针1

【主穴】分2组。一组冲阳、颊车；二组合谷、下关。

【配穴】太阳、内庭、昆仑、太冲。

【治法】主穴为主，上牙痛针第一组，下牙痛针第二组，止痛不理想时加配穴1~2穴。颊车、下关直刺深刺，使针感向齿根传导，太阳以45度角向齿根缓慢捻转进针，深至1.5~1.8寸；合谷、冲阳、内庭，针尖向上，以"气至病所"手法，促使针感往病所方向传导；昆仑穴，针尖斜向外踝前缘刺入，深0.3~0.5寸；太冲捻转进针，深约0.8~1寸。上述穴位得气或感传后，均采取捻转结合提插法运针2~3分钟。捻转频率100~140次/分，角度150~180度左右，提插幅度0.5厘米，强度以患者能耐受为宜。然后留针20~40分钟，5~10分钟运针1次。每日1~2次。

（2）体针2

【主穴】液门。

【治法】一般仅取患侧，效不显时加取对侧。令患者正坐，自然握拳放于治疗桌上，在手背第4、5指缝尖上方约0.5厘米处，避开可见静脉，取28号1.5寸针，顺掌骨间隙刺入0.5~1寸，捻转提插以得气为度，即局部酸胀及有触电感向臂肘放射。先刺患侧穴，留针15分钟，如疼痛仍未显减时，加刺对侧，留针20~60分钟，每15分钟行针1次。出针后稍压针孔片刻。每日1次。

（3）体针3

【主穴】手陷谷。

【位置】在手背第2、3指掌关节后的掌骨间，第2、3掌骨小头后方陷中，握拳取之。

【治法】选患侧穴位，局部消毒，以1寸毫针，针尖向腕斜刺入穴位，进针0.3~0.5寸，针刺手法用重提轻插，配合吸气时进针，呼气时提针用泻的手法，留针20~30分钟，中间行针1次，每日1次，一般治疗1~2次。

（4）耳针

【主穴】屏尖、面颊（或牙痛点）、三焦。

【配穴】神门、口。

【治法】一般仅取1~2个主穴，效不明显时酌加余穴。找准压痛敏感点后，刺入反复捻转，强刺激，留针30分钟，其间刺激2~3次。

（5）指针

【主穴】肩井。

【治法】患者用对侧手按在肩部，食指贴颈，中指按压凹陷处是穴。取患侧，用右拇指按压，逐渐加力以患者能忍受为度，30秒钟后放松压力，再压、再放松直至牙痛缓解或消失。

（6）刺血

【主穴】阿是穴。

【治法】先找阿是穴，系痛点。可于背部第7颈椎下，第5胸椎以上，背中线旁开1~2寸处，找出有色泽粉红的点，直径约0.3厘米。每次找2~4个，在其中心点刺放血，每点刺1针，直刺0.3~0.5寸深，点刺后拔罐5~10分钟。每日1次，2次为1疗程。

（7）全息针

【主穴】头穴（第2掌骨远心端桡侧）、胃穴（第2掌骨两端连线中点桡侧）。

【治法】先以指压法在第2掌骨桡侧找准穴位，以30号1寸毫针自桡侧边缘向手心刺入0.8寸左右，反复探寻至有强烈的针感。留针45分钟，每隔10~15分钟行针1次，每日1~2次。

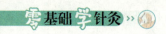

第四节　女性疾病的针灸治疗

1.痛经

痛经系指妇女正值经期或经行前后，出现周期性的小腹疼痛，或痛引腰骶，甚至剧痛晕厥。其主要临床表现为，月经期前 1~2 天开始时疼痛逐步或迅速加剧，行经第 1 天达高峰，呈阵发性痉挛性下腹和腰骶部绞痛，重者可出现脸色发白、出冷汗、全身乏力、四肢厥冷乃至晕厥等。痛经可分继发性和原发性两类，针灸主要用于原发性痛经。

针灸治疗痛经方法颇多，而且疗效好、见效快、简便，病人治疗的同时不影响工作生活，治疗不仅有即时止痛效果，而且能预防痛经发作，避免长期服用镇痛药所产生的不良反应。

（1）体针 1

【主穴】分 2 组。一组承浆、大椎；二组十七椎下、阿是穴。

【配穴】承山、三焦俞、肾俞、气海俞。

【阿是穴位置】下腹部压痛点。

【治法】主穴每次取一组，效不显时加用或改用配穴承浆穴，以 28 号 1 寸针向下斜刺 0.5 寸，待患者有针感后，快速行提插捻转手法约 30 分钟，留针 30 分钟，每隔 10 分钟行针 1 次。大椎穴将针刺入皮下，向深部缓慢进针，使针感向背部下方传导，亦留针 30 分钟。十七椎下，以 28 号 1.5~2 寸针快速刺入皮下后，针尖定位于第 5 腰椎棘突下，向下斜刺捻转提插，针感要求向下达子宫，并朝会阴方向放射，待剧痛缓解后可根据病情，持续提插捻转行针 5～10 分钟，予以留针 30 分钟。阿是穴用艾卷做温和灸，距离以局部温热不灼烫皮肤为度。承山穴双侧均取，以 6 寸毫针速刺入皮，缓慢匀速捻转进针，以有强烈针感为度，留针 15～30 分钟。其他穴位，亦用提插捻转，使针感扩展到小腹部，留针 15 分钟。上法每日 1 次，不计疗程，以愈为期。

（2）体针 2

【主穴】按证型分 3 组。

气滞血瘀：中极、气海、三阴交；气血两虚：血海、关元、足三里、脾俞；寒湿凝滞：命门、带脉、归来、地机。

【配穴】肾俞、次地机、天枢。

【治法】据所辨之证型取主穴，酌加配穴。用 28 号 2 寸长的毫针，迅速破皮，然后沿皮下刺入 1.5 寸。针刺的方向，四肢穴均向上，腹背部穴均向下。然后施行提插加小捻转的补泻行针手法，气滞血瘀型用泻法，寒湿凝滞型用平补平泻手法，气血两虚型用补法。但刺激手法宜轻。留针 20～30 分钟，每隔 3～5 分钟运针 1 次。针后，关元、足三里及归来可以艾卷做温和灸 15 分钟。每日 1 次，不计疗程，以愈为期。

（3）皮肤针

【主穴】行间、公孙、隐白、太冲、关元、三阴交。

【治法】主穴均取。常规消毒后，用七星针以腕力进行弹刺，刺时要求落针要稳、准，针尖与皮肤保持垂直。每分钟叩刺 70～90 次。每穴叩刺约 1 分钟，中等强度刺激，以局部微出血为度。于每次月经来潮前 3 天治疗，每日 1 次，3 次为 1 疗程，观察 3 个疗程（三个月）。

（4）耳穴压丸

【主穴】内生殖器、肾、肾上腺、肝、胆、腹、内分泌、耳背沟、耳迷根、皮质下。

【配穴】恶心呕吐加胃，心烦不安加心、神门。

【治法】主穴每次选3～4穴，据症加配穴。用王不留行籽，以胶布固定于所选的耳穴上。每次选一侧穴位，双耳轮替治疗。嘱患者每日自行做不定时按压，每天按压10次左右，每次按压2～3分钟。耳穴出现发热效果更佳。每周换贴2～3次。治疗的起始时间及疗程，同毫针法。

（5）冷灸

【主穴】中极、关元。

【治法】斑蝥、白芥子各20克，研极细末，以50%二甲基亚砜调成软膏配。主穴每次取1穴，可交替使用，每次于经前5日贴敷第1次，月经来潮或始觉腹痛贴第2次，两个月经周期为1疗程。贴时，取麦粒大之药膏置于胶布上贴敷。一般贴3小时揭去药膏，可出现水疱并逐渐增大，2～3日后渐干瘪结痂。如水疱擦破，涂龙胆紫药水以防感染。

（6）穴位敷贴

【主穴】神阙、关元。

【配穴】三阴交。

【治法】敷药制备分为二方。1号方为肉桂、细辛、吴茱萸、延胡索、乳、没各10克，研极细末配；2号亦为肉桂、丁香、延胡索、木香各等分，研末，过100目筛，和匀，备用。

神阙穴用1号方，于月经前3日取本品2～3克置于5号阳和膏中粘匀，贴于穴区，2日1次，直贴至经行3日，3个月经周期为1疗程，另用苏叶100～150克煎水冲洗阴道。2号方贴关元，疼痛剧烈时加三阴交，于月经来潮第1天或疼痛发作时取敷药2克置于胶布上贴穴，每日或隔日1次。每月贴6次为1疗程。上述二方，可任选一方应用。

（7）穴位激光照射

【主穴】内生殖器（耳穴）、三阴交。

【治法】主穴均取。用氦氖激光治疗器，进行照射。输出功率为2.5毫瓦，通过导光纤维功率减为1.5毫瓦，波长为6328埃。每穴照射5分钟。每次1侧穴，交替照射。自行经前10日开始治疗，隔日1次，5~6次为1疗程。

（8）温针

【主穴】太冲、足三里、三阴交、内关、肾俞。

【配穴】关元、命门。

【治法】主穴每次取2穴，均双侧，配穴酌加1穴。以28号毫针针刺得气后留针，选一对主穴行温针。其方法为：用薄铁皮卷成高3~5厘米，直径2~4厘米圆筒，在筒壁上穿5~7排孔，每排8~10孔，在筒下端1.5厘米处做一铁箅内装满艾绒。先将鲜姜片中间穿孔套于针体贴于皮肤上，点燃筒下端艾绒套在针体上，并行固定，随时从底部用吸球打气助燃。当皮肤有灼热感时再将姜生片垫上，保持筒内一定温度。于月经来潮3~5日行第1次温针，以后每周1次，3次为1疗程。

（9）电针

【主穴】中极、关元、曲骨、三阴交、血海。

【配穴】太冲、地机、商丘、足三里、合谷。

【治法】以主穴为主，如效果不显，加用或单纯改用配穴。主穴之前面四穴用28号毫针刺之得气后，连接电针仪，用连续波，频率为200次/分，强度以患者能耐受为度。红外线照射曲骨穴。每次均为30分钟。配穴亦施以电针，方法同上。每日1次。

（10）皮肤针加艾灸

【主穴】胸椎9、腰椎3之督脉段。

【治法】患者取俯卧位，常规消毒后用七星针做中等度叩刺，3~5遍，之后用艾条温和灸10~15遍，最后用艾条雀啄灸法从上向下依次在主穴每一椎体棘突下各灸5分钟，以不烫伤皮肤为度。每日2次，6日为1疗程。

2.崩漏

崩漏是指经血非时暴下不止或淋沥不尽，是月经的周期、经期、经量发生严重失常的病症。其发病急骤，暴下如注，大量出血者为"崩"；病势缓，出血量少，淋沥不绝者为"漏"。崩与漏出血情况虽然不同，但二者病因病机基本相同，且在发病过程中两者常互相转化，如崩血量渐少，可能转化为漏，漏势发展又可能变为崩，故临床多以崩漏并称。青春期和更年期妇女多见。

崩漏可见于西医学的功能性子宫出血及其他原因引起的子宫出血。

（1）病因病机

崩漏的发生是肾—天癸—冲任—胞宫轴的严重失调。本病发生的主要机理，是由于冲任损伤，不能固摄经血，以致子宫藏泻功能失常，经血从胞宫非时妄行。若素体阳盛，外感热邪，过食辛辣，致热伤冲任，则迫血妄行；若情志抑郁，肝郁化火，可致藏血失常；若七情内伤，气滞血瘀，或崩漏日久，离经之血成瘀，瘀血阻滞冲任，血不归经发为崩漏。忧思劳倦过度，损伤脾气，统摄无权，而致冲任不固；肾阳亏损，失于封藏，使冲任不固，或肾阴不足致虚火动血，而成崩漏。本病病变涉及冲、任二脉及肝、脾、肾三脏，证候有虚有实。

（2）辨证

【实证】崩漏下血量多，或淋沥不断，血色红。兼见经来无期，血色深红，质黏稠，气味臭秽，口渴喜饮，便秘溺黄，舌红苔黄，脉滑数者，为血热；出血量多，色紫红而黏腻，带下量多，色黄味臭秽，伴阴痒，苔黄腻，脉濡数者，为湿热；血色正常，或色暗带有血块，烦躁易怒，时欲叹息，胁肋胀痛，小腹胀痛，苔薄白，脉弦者，为气郁；漏下不止，或突然下血甚多，色紫红而黑，有块，小腹疼痛拒按，下血后疼痛减轻，舌质紫暗有瘀点，脉沉涩者，为血瘀。

【虚证】暴崩下血，或淋漓不净。兼见血色淡，质清稀，面色萎黄，神疲肢倦，面浮肿，气短懒言，纳呆便溏，舌质淡而胖，苔白，脉沉细无力者，为脾虚；出血量多，日久不止，色淡红，少腹冷痛，腰酸肢冷，喜温喜按，大便溏薄，舌淡苔白，脉沉细而迟者，为肾阳虚；下血量少，色红，头晕耳鸣，心烦不寐，五心烦热，腰膝酸软，舌红少苔，脉细数者，为肾阴虚。

（3）实证治疗

【治法】通调冲任，祛邪固经。以任脉、足太阴经穴为主。

【主穴】关元、三阴交、公孙、隐白。

【配穴】血热者，加血海；湿热者，加阴陵泉、丰隆；气郁者，加太冲；血瘀者，加地机。

【操作】毫针泻法。

【方义】关元为任脉穴，公孙通冲脉，二穴配合可通调冲任，固摄经血。三阴交为足三阴经交会穴，可清泻湿、热、瘀等病邪，又可疏理肝气，邪除则脾可统血。隐白为脾经的井穴，是治疗崩漏的经验要穴。

（4）虚证治疗

【治法】调补冲任，益气固经。以任脉、足太阴经、足阳明经穴为主。

【主穴】气海、足三里、三阴交。

【配穴】脾气虚者，加百会、脾俞、胃俞；肾阳虚者，加肾俞、命门、腰阳关；肾阴虚者，加然谷、太溪；盗汗者，加阴郄；失眠者，加神门。

【操作】毫针补法，可施用灸法。

【方义】气海可益气固本，调补冲任。三阴交可健脾益气，促进脾之统血作用。足三里可补益气血，使经血化生有源。

（5）其他治疗

【耳针法】选内生殖器、皮质下、内分泌、肾、肝、脾。毫针刺用中等刺激，或用埋针法，左右两耳交替使用。找寻敏感点，可间歇行针。

【穴位注射法】选气海、关元、中极、肾俞、关元俞。用维生素 B_{12} 或黄芪、当归等注射液，每穴可注药液 2 毫升。每日 1 次，10 次为 1 疗程。

【小提示】

①绝经期妇女反复多次出血，需做妇科检查以明确诊断，警惕肿瘤。

②大量出血出现虚脱时，应及时采取抢救措施。

第五节　男性疾病的针灸治疗

1.遗精

遗精是指不因性生活而精液遗泄的病症，因梦而泄称"梦遗"；无梦或清醒时精液自行流出为"滑精"。梦遗多因相火妄动，其证属实；滑精多为肾虚，精关不固，其证属虚。青壮年偶有遗精，过后无其他症状者，多属精满自溢现象，不需治疗。

（1）病因病机

本病多由情志失调，或劳伤过度，或饮食不节，湿热下注等，使肾气不能固摄而致遗精。若劳神太过，思慕不已，心火亢盛，肾阴暗耗，心肾不交，引动相火，扰动精室，可致遗精；若嗜食甘肥辛辣，蕴湿生热，湿热下移，淫邪发梦，精室不宁，导致遗精；若恣情纵欲，房室无度，或梦遗日久，或频犯手淫，以致肾气虚惫，阴虚则虚火妄动，精室受扰，阳虚则封藏失职，精关不固，均可导致遗精。

（2）辨证

每周两次以上，或一日数次，在睡梦中发生遗泄，或在清醒时精自滑出，并有头昏，耳鸣，精神萎靡，腰酸腿软等。兼见少寐多梦，梦则遗精，小便短赤，精神不振，体倦乏力，善恐健忘，头晕目眩，心中烦热，心悸，口干，舌红，脉细数者，为心肾不交；遗精频作，或尿时少量精液外流，小便热赤混浊，或尿涩不爽，口苦或渴，心烦少寐，口舌生疮，大便臭溏，厚重不爽，或见脘腹痞闷，恶心，苔黄腻，脉濡数者，为湿热下注；遗精频作，甚至滑精，头晕目眩，面色少华，腰膝酸软，耳鸣健忘，失眠，畏寒肢冷，舌淡苔薄，脉沉细者，为肾精亏损，精关不固。

（3）治疗

【治法】益肾固摄。以任脉、足太阴及背俞穴为主。

【主穴】关元、三阴交、志室。

【配穴】心肾不交者，加心俞、神门、内关、太溪；湿热下注者，加阴陵泉；肾精亏损者，加肾俞、太溪；失眠者，加神门、厉兑；头昏者，加百会；自汗者，加阴郄、足三里；少气者，加灸肺俞。

【操作】主穴用毫针补法。

【方义】关元为足三阴经与任脉交会穴，是人体元气的根本，用以振奋肾气。三阴交乃足三阴经之交会穴，补益肝肾。志室又名精宫，固精收涩。

（4）其他治疗

【针法】选内生殖器、肾、心、神门、内分泌、皮质下，每次用3～5穴，毫针用轻刺激，或用揿针埋藏或用王不留行籽贴压。

【小提示】

①针灸治疗遗精效果较好，由于某些器质性疾病引起者，须同时治疗原发病。

②针灸治疗的同时，应指导患者消除心理负担，克服诱发遗精因素，讲

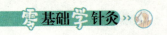

卫生，建立良好的生活习惯，坚持适当的体育锻炼。

2.阳痿

阳痿是指青壮年时期，由于虚损、惊恐或湿热等原因，使宗筋失养而弛纵，引起阴茎痿弱不起，临房举而不坚的病症。西医学的性神经衰弱、内分泌机制紊乱、生殖器官神经性损害、海绵体炎、睾丸炎以及某些慢性疾病表现以阳痿为主者，可参考本篇施治。

（1）病因病机

本病由房劳纵欲过度，久犯手淫，以致精气虚损，命门火衰，引起阳事不举；或思虑忧郁，伤及心脾，惊恐伤肾，使气血不足，宗筋失养而导致阳痿；亦有湿热下注，宗筋受灼而弛纵者，但为数较少。

（2）辨证

阳事不举，不能进行正常性生活。阴茎勃起困难，时有滑精，头晕耳鸣，心悸气短，面色㿠白，腰酸乏力，畏寒肢冷，舌淡白，脉细弱，为虚证；如阴茎勃起不坚，时间短暂，每多早泄，阴囊潮湿、臊臭，小便黄赤，舌苔黄腻，脉濡数，为实证。

（3）治疗

【治法】补益肾气。以任脉、足太阴经及背俞穴为主。

【主穴】关元、三阴交、肾俞。

【配穴】肾阳不足者，加命门、太溪；肾阴亏虚者，加复溜；心脾两虚者，加神门、脾俞、足三里；惊恐伤肾者，加志室、胆俞；湿热下注者，加会阴、阴陵泉；气滞血瘀者，加太冲、血海、膈俞；失眠或多梦者，加内关、神门、心俞；食欲不振者，加中脘、足三里；腰膝酸软者，加命门、阳陵泉。

【操作】主穴用毫针补法，可用灸。针刺关元，针尖略向下斜刺，使针感向前阴放散。

【方义】本病主要为肾气虚衰，肾虚宗筋弛缓，阳事不举。关元为元气所存之处，补之使真元得充，恢复肾之作强功能。三阴交为足三阴经交会穴，补益肝肾，健运脾土。肾俞以培补肾气。

【小提示】

①针灸对原发性阳痿可获满意疗效，对继发者，应治疗原发病。

②配合心理治疗，予以精神疏导，消除其紧张心理。

第六节 骨伤病症的针灸治疗

1. 颈椎病

颈椎病又称"颈椎综合征"，是增生性颈椎炎、颈椎间盘脱出以及颈椎间关节、韧带等组织的退行性改变刺激和压迫颈神经根、脊髓、椎动脉和颈部交感神经等而出现的一系列综合征。表现为颈椎间盘退变本身及其继发性的一系列病理改变，如椎节失稳、松动，髓核突出或脱出，骨刺形成，韧带肥厚和继发的椎管狭窄等，刺激或压迫了邻近的神经根、脊髓、椎动脉及颈部交感神经等组织，并引起各种各样症状和体征的综合征。

西医学认为，本病是由于颈椎间盘慢性退变（髓核脱水、弹性降低、纤维环破裂等）、椎间隙变窄、椎间孔相应缩小、椎体后缘唇样骨质增生等压迫和刺激颈脊髓、神经根及椎动脉而致。

中医学认为，本病因年老体衰、肝肾不足、筋骨失养；或久坐耗气、劳损筋肉；或感受外邪、客于经脉；或扭挫损伤、气血瘀滞，经脉痹阻不通所致。

(1) 临床表现

发病缓慢，以头枕、颈项、肩背、上肢等部疼痛以及进行性肢体感觉和颈脖部位活动障碍为主症。颈椎病按其受压部位的不同，一般可分为神经根型、脊髓型、交感型、椎动脉型、混合型等。开始常以神经根压迫和刺激症状为主要表现，以后逐渐出现椎动脉、交感神经及脊髓功能或结构上的损害，并引起相应的临床症状。轻者头晕，头痛，恶心，颈肩疼痛，上肢疼痛、麻木无力；重者可导致瘫痪，甚至危及生命。

X线颈椎摄片可见颈椎体有唇状骨刺突出，小关节及椎间孔周围骨质密度增加，椎间孔狭小、椎节不稳、颈椎间盘突出，颈椎前突生理曲度消失。中医上颈椎病根据症状来判断，属于"项强""颈筋急""颈肩痛""头痛""眩晕"等范畴。主要分为三种证型。

风寒痹阻：夜寐露肩或久卧湿地而致颈强脊痛，肩臂冷痛酸楚，颈部活动受限，甚则手臂麻木发冷，遇寒加重。或伴形寒怕冷、全身酸楚。舌苔薄白或白腻，脉弦紧。

劳伤血瘀：有外伤史或久坐低头职业者，颈项、肩臂刺痛，甚则放射至前臂，手指麻木，劳累后加重，项部僵直或肿胀，活动不利，肩胛冈上下窝及肩峰有压痛，舌质紫暗有瘀点，脉涩。

肝肾亏虚：颈项、肩臂疼痛，四肢麻木乏力，病程较长。伴头晕眼花，耳鸣，腰膝酸软，遗精，月经不调，舌红，少苔，脉细弱。

(2) 治疗

【治法】祛风散寒，舒筋活络，针灸并用，泻法或平补平泻。

【处方】以颈项局部取穴为主。大椎、天柱、后溪、颈椎夹脊、阿是穴。

【方义】大椎是督脉穴，为诸阳之会，针灸能激发诸阳经经气，通经活络；后溪、天柱分别属手足太阳经，天柱为局部取穴，后溪又为八脉交会穴之一，与督脉相通，二穴配伍可疏调太阳、督脉经气，通络止痛；颈椎夹脊穴具有疏理局部气血而止痛的作用。诸穴远近相配，共奏祛风散寒、舒筋活络、理气止痛之功。

【加减】风寒痹阻者加风门、风府祛风通络；肝肾亏虚加肝俞、肾俞、足三里补益肝肾、生血养筋；劳损血瘀者加膈俞、合谷、太冲活血化瘀、通络止痛；根据压痛点所在取肩井、天宗疏通经气、活络止痛；上肢及手指麻痛甚者加曲池、合谷、外关疏通经络、调理气血；恶心、呕吐加天突、内关调理胃肠；头晕、头痛、目眩者加百会、风池、太阳祛风醒脑、明目止痛。

【操作】大椎穴直刺1~1.5寸，使针感向肩臂部传导；夹脊穴直刺或向颈椎斜刺，施平补平泻法，使针感向项、肩臂部传导；其他穴位按常规针刺。

(3) 其他疗法

【皮肤针】叩刺大椎、大杼、肩中俞、肩外俞，使皮肤发红并有少量出血，然后加拔火罐。

【耳针】取颈椎、肩、颈、神门、交感、肾上腺、皮质下、肝、肾。每次选3~4穴，毫针强刺激，留针20~30分钟，亦可用王不留行籽贴压。

【电针】取颈部夹脊穴、大椎、风池、肩中俞、大杼、大宗。每次选用2~4穴，针刺得气后，接通电针仪，刺激20分钟。

【穴位注射】取大杼、肩中俞、肩外俞、天宗。用1%普鲁卡因2毫升或维生素B_1、维生素B_{12}各2毫升，每穴注射0.5毫升。

【小提示】

①针灸治疗颈椎病疗效非常明显，尤其对缓解颈项痛、肩背痛、上肢痛、头晕头痛等症状效果非常明显。可单用针灸，若配合按摩、外敷则疗效更佳。

②长期伏案或低头工作者，要注意颈部保健。工作1~2小时后要活动颈部，或自我按摩局部，放松颈部肌肉。

③落枕会加重颈椎病病情，故平时应注意正确睡眠姿势，枕头要枕于颈

项部，高低要适中，并注意颈部保暖，避免风寒之邪侵袭。

2.落枕

落枕是指急性单纯性颈项强痛，活动受限的一种病症，系颈部伤筋。轻者4～5日自愈，重者可延至数周不愈，如果频繁发作，常常是颈椎病的反应。落枕属于西医的颈肌劳损、颈项纤维组织炎、颈肌风湿病、枕后神经痛、颈椎肥大等病。

（1）病因病机

睡眠姿势不正，或枕头高低不适，或因负重颈部过度扭转，使颈部脉络受损；或风寒侵袭颈背部，寒性收引，使筋络拘急；颈部筋脉失和，气血运行不畅，不通而痛。颈项侧部主要由手三阳和足少阳经所主，因此，手三阳和足少阳筋络受损，气血阻滞，为本病的主要病机。

（2）辨证

颈项强痛，活动受限，头向患侧倾斜，项背牵拉痛，甚则向同侧肩部和上臂放射，颈项部压痛明显。本病属手三阳和足少阳经筋证；兼见恶风畏寒者，为风寒袭络；颈部扭伤者，为气血瘀滞。

（3）治疗

【治法】调气止痛，舒筋通络。以局部阿是穴及手太阳、足少阳经穴为主。

【主穴】落枕、阿是穴、肩井、后溪、悬钟。

【配穴】风寒袭络者，加风池、合谷；气血瘀滞者，加内关及局部阿是穴点刺出血；背痛者，加天宗。

【操作】毫针泻法。先刺远端穴落枕、后溪、悬钟，持续捻转，嘱患者慢慢活动颈项，一般疼痛可立即缓解。再针局部的腧穴，可加艾灸。

【方义】落枕穴是治疗本病的经验穴。手太阳、足少阳循行于颈项侧部，后溪、悬钟分属两经腧穴，与局部阿是穴合用，远近相配，可疏调颈项部经络气血，舒筋通络止痛。

（4）其他治疗

【刺络拔罐】取风池、肩井、阿是穴，用三棱针点刺穴位出血，再拔火罐 10 ~ 15 分钟即可。

【耳针】选颈、颈椎、神门。毫针中等刺激，持续运针时嘱患者徐徐活动颈项部。

【小提示】

①针灸治疗本病疗效极好，常立即取效，针后可配合推拿和热敷。

②睡眠时应注意枕头的高低要适度，避免风寒。

③中老年人反复出现落枕时，应考虑颈椎病。

3.关节扭伤

在外力作用下，关节骤然向一侧活动而超过其正常活动度时，引起关节周围软组织如关节囊、韧带、肌腱等发生撕裂伤，称为关节扭伤。轻者仅有部分韧带纤维撕裂、重者可使韧带完全断裂或韧带及关节囊附着处的骨质撕脱，甚至发生关节脱位。关节扭伤日常最为常见，其中以踝关节最多，其次为膝关节和腕关节，其病因多由剧烈运动或持重过度、跌仆、牵拉以及过度扭转，使受外力的关节超越正常活动范围而引起的关节周围软组织损伤，经气运行受阻，气血瘀滞而致局部肿痛，甚至关节活动受限。

（1）临床表现

扭伤部位肿胀疼痛，皮肤呈现红、青、紫等色。新伤局部微肿、肌肉压痛，表示伤势较轻；如红肿、疼痛较甚，关节屈伸不利，表示伤势较重。陈伤一般肿胀不明显，常因风寒湿邪侵袭而反复发作。扭伤部位常发生于颈、肩、肘、腕、腰、髋、膝、踝等处。

（2）治疗

【治法】通经活络、消肿止痛，针刺为主（陈伤者可灸），泻法。

【处方】以局部和邻近取穴为主。颈部取大椎、天柱、风池、后溪；肩部取肩髎、肩髃、肩贞、臑俞；肘部取曲池、小海、天井、少海；腕部取阳池、阳溪、阳谷、外关、大陵；腰部取肾俞、腰阳关、腰眼、委中；髀部取环跳、秩边、居髎、承扶；膝部取膝眼、鹤顶、梁丘、阳陵泉、膝阳关；踝部取解溪、昆仑、申脉、照海、丘墟。

【方义】以扭伤部位局部及邻近取穴为主，可有效地发挥疏通经络、行气活血、消肿止痛的作用，使患处损伤组织功能恢复正常。

【加减】各部扭伤均可加阿是穴；颈部和腰脊扭伤可加相应夹脊穴。

【操作】各腧穴按常规操作；在远端部位行针时，应配合做扭伤部位的活动；陈旧性损伤可在针刺的基础上加灸。

（3）其他疗法

【刺络拔罐】取扭伤部位相腧穴或阿是穴。先用三棱针点刺，或用皮肤针重叩出血，然后加拔火罐。适用于新伤局部血肿明显、陈伤瘀血久留、寒邪袭络等症。

【耳针】取相应部位敏感点、神门、皮质下。毫针中度刺激，捻针时让患者同时活动受伤部位的关节，留针30分钟。

【穴位注射】选用当归注射液、川芎注射液、红花注射液或5%~10%葡萄糖注射液、氢化可的松加入0.5%~1%普鲁卡因适量进行穴位注射。隔日1次。

【小提示】

①针灸治疗软组织扭挫伤效果良好。受伤后适当限制扭伤局部的活动，避免加重损伤。

②扭伤早期应配合冷敷止血，然后予以热敷，以助消散。

③急性期不宜勉强活动患者的腰部而宜休息。

④病程长者要注意局部护理。运动宜适度，避免再度扭伤。局部要注意保暖，避免风寒湿邪的侵袭。

4.肩周炎（漏肩风）

肩关节周围炎简称肩周炎，为肩关节周围软组织退行性炎性病变，是以肩部酸重疼痛及肩关节活动受限、强直为主要表现的临床综合征。属于中医学的"肩痹"范畴。中医学根据其发病原因、临床表现和发病年龄等特点而有"漏肩风""肩凝症""冻结肩""五十肩"之称，女性发病率高于男性。

本病的发生与慢性劳损有关，患者可有外伤史。主要病理系慢性退行性改变，多继发于肱二头肌腱腱鞘炎、冈上肌腱炎或肩峰下滑囊炎。某些患者与感染性病灶或内分泌功能有关。如得不到有效的治疗，有可能严重影响肩关节的功能活动，妨碍日常生活。本病早期肩关节呈阵发性疼痛，常因天气变化及劳累而诱发。

中医学认为，本病的病变部位在肩部的经脉和经筋。五旬之人，正气不足，营卫渐虚，若局部感受风寒，或劳累闪挫，或习惯偏侧而卧，筋脉受到长期压迫，遂致气血阻滞而成肩痹。肩痛日久，局部气血运行不畅，气血瘀滞，以致患处肿胀粘连，最终关节僵直，肩臂不能举动。

本病早期以剧烈疼痛为主，功能活动尚可；后期则以肩部功能障碍为主，疼痛反而减轻。肩周炎病人早期以肩部酸楚疼痛为主，夜间或冬季尤甚，静止时疼痛剧烈，肩活动不灵活，有强硬感，局部怕冷，然后疼痛逐渐影响颈部及上肢，肩部受到牵拉时，可引起剧烈疼痛。肩活动受限，甚至肩部耸起（扛肩现象），抬臂上举困难，也不能外展，不能做梳头、脱衣、叉腰等动作，掏衣裤口袋也感困难，有人甚至根本不敢活动。病初肩部肌肉常较紧张，后期则有萎缩现象。后期肩部的各种活动受到限制，肌肉萎缩明显，而疼痛反而不明显。病情迁延日久，常因寒湿凝滞、气血痹阻导致肩部肌肉萎缩，疼痛反而减轻。一部分患者通过活动和锻炼，有自愈趋势，大部分患者须经有效的治疗方能恢复。

本病若以肩前中府穴区疼痛为主，后伸疼痛加剧者属太阴经证；以肩后侧肩贞、臑俞穴处疼痛为主，肩内收时疼痛加剧者属太阳经证；以肩外侧肩髎穴、肩髃穴处疼痛为主，三角肌压痛，外展疼痛加剧者属阳明、少阳经证。

(1) 治疗

【治法】舒筋通络，行气活血，针灸并用，泻法。

【处方】以肩关节局部取穴为主。肩髎、肩前、肩贞、阿是穴、肩井、阳陵泉、中平穴（足三里下1寸）。

【方义】局部近取肩髎、肩前、肩井、肩贞，配局部阿是穴，针刺泻法并加艾灸，可祛风散寒、疏经通络；循经远取阳陵泉能舒筋活络、通经止痛；中平穴系现代新发现的治疗肩周炎的经验效穴。诸穴远近相配，使病邪得祛，筋脉疏通，气血调和，疼痛自止。

【加减】太阴经证加尺泽、阴陵泉；阳明、少阳经证加手三里、外关；太阳经证加后溪、大杼、昆仑；痛在阳明、太阳经加条口透承山。

【操作】肩前、肩贞切忌向内斜刺、深刺；阳陵泉深刺或透向阴陵泉；条口透承山可用强刺激；肩部针后还可加拔火罐并行走罐；局部畏寒发凉可加灸；余穴均按常规针刺。凡在远端穴位行针时，均令患者活动肩部。

(2) 其他疗法

【芒针】取肩髎透极泉，条口透承山、肩贞透极泉等。肩不能抬举者可局部多向透刺。条口透承山时用力不宜过猛，以免引起疼痛，边行针边令病人活动患肢，动作由慢到快。

【刺络拔罐】用皮肤针中强度叩刺患部，使局部皮肤微微渗血，再用拔火罐对肩部肿胀疼痛明显而瘀阻浅表者效果明显；用三棱针点刺2~3针致少量出血，再加拔火罐，适用于瘀阻较深者，可使瘀血外出，邪祛络通。刺络拔罐一般每周2次。

【耳针】取肩、锁骨、神门、肩关节等。毫针强刺激，留针30分钟，每次选3～4穴，也可用王不留行籽贴压。

【电针】取肩髎、肩髃、曲池、肩前、天宗、外关等。接通电针仪，早期用连续波，后期用断续波强刺激10～15分钟。每次选3～5穴。

【穴位注射】在肩部穴位注射当归、延胡索、川芎、红花等注射液或10%葡萄糖注射液、维生素B_1注射液，每穴0.5毫升。如压痛点广泛，可选择2～3个压痛最明显处注射。

【小提示】

肩周炎病人在调护方面应注意以下几点：

①肩部要保暖，不要受凉。

②经常适当地运动，可做柔软体操、太极拳、八段锦等，不仅使局部血液循环畅通，还可以加强肩部关节囊及关节周围软组织的功能，从而预防或减少肩周炎的加重。

③肩周炎发生后，最重要的是及早进行患侧主动的和被动的肩关节功能锻炼，自主锻炼和被动锻炼是配合针灸治疗、早日恢复肩关节功能不可缺少的环节。如弯腰垂臂摆动、旋转、正身爬墙、侧身爬墙、拉滑车等。

④要忍痛坚持锻炼。无论是主动的还是被动地活动，病人都会感到疼痛，而且肩部功能的恢复不会很快，但只要坚持下去，是可以痊愈的。若因怕痛，肩关节长期不动，肩部的肌肉，特别是三角肌就会发生萎缩，对肩关节正常功能的恢复是不利的。

⑤针灸治疗肩周炎有较好的疗效。但必须明确诊断，排除肩关节结核、肿瘤、骨折、脱臼等其他疾病，并与颈椎病、内脏病等引起的牵涉痛相区别。由于骨折后而引起的肩周炎者，应待骨折完全愈合后，方能进行适量的

手法治疗。

⑥有高血压、心脏病患者用力不可猛,需谨慎从事。

⑦把握针灸治疗时机,病程越短效果越好。对组织产生粘连、肌肉萎缩者,应结合推拿治疗,以提高疗效。